光动力
皮肤科实战口袋书

Pocket Dermatology -
Practical Guide to Photodynamic Therapy

主编 王秀丽 王宏伟

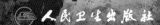

人民卫生出版社

图书在版编目（CIP）数据

光动力皮肤科实战口袋书/王秀丽，王宏伟主编.—北京：
人民卫生出版社，2016
ISBN 978-7-117-23609-6

Ⅰ.①光…　Ⅱ.①王…　②王…　Ⅲ.①皮肤病－激光疗法－
技术培训－教材　Ⅳ.①R751.05

中国版本图书馆 CIP 数据核字（2016）第 247124 号

人卫智网	www.ipmph.com	医学教育、学术、考试、健康，
		购书智慧智能综合服务平台
人卫官网	www.pmph.com	人卫官方资讯发布平台

光动力皮肤科实战口袋书

主　　编：王秀丽　王宏伟
出版发行：人民卫生出版社（中继线 010-59780011）
地　　址：北京市朝阳区潘家园南里 19 号
邮　　编：100021
E - mail：pmph @ pmph.com
购书热线：010-59787592　010-59787584　010-65264830
印　　刷：北京盛通印刷股份有限公司
经　　销：新华书店
开　　本：787×1092　1/32　印张：3.5
字　　数：110 千字
版　　次：2016 年 11 月第 1 版　2016 年 12 月第 1 版第 2 次印刷
标准书号：ISBN 978-7-117-23609-6/R·23610
定　　价：98.00 元

打击盗版举报电话：010-59787491　E-mail：WQ @ pmph.com
（凡属印装质量问题请与本社市场营销中心联系退换）

内容提要

本书基于上海市皮肤病医院王秀丽教授和复旦大学附属华东医院王宏伟教授对光动力治疗皮肤病20年基础研究及临床应用成果，凝结其难得的临床经验和心得体会编著而成。本书立足理念创新、注重临床实战，大胆地采用"口袋书"形式，小而全、全而精地涵盖了光动力治疗知识点及临床应用要领，使每一位皮肤科医师可随身携带，在繁忙的临床工作之隙实时快速地翻阅；以图文并茂形式突出皮肤科医师在诊疗时的"视觉"特点，将深奥的基础知识、操作要点以简洁明快的图画形式呈现，使临床医师既便于翻阅又利于理解、既看得懂又记得牢。

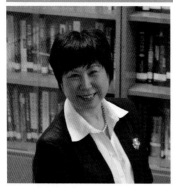

王秀丽

上海市皮肤病医院主任医师，同济大学教授、博士研究生导师。复旦大学医学院皮肤性病学博士、德国慕尼黑大学光动力医学博士、德国慕尼黑大学激光研究所和美国哈佛大学麻省总院Wellman光医学中心高级访问学者，跟随国际光动力协会主席Tayyaba Hasan教授和国际美容激光之父R. Rox Anderson教授学习并开展光医学研究。现任中华医学会皮肤性病学分会光动力治疗研究中心首席专家，同济大学医学院光医学研究所所长；中华医学会激光医学分会常委、上海市医学会激光医学分会候任主委、上海市医学会皮肤科专科分会副主任委员、上海医师协会皮肤科医师分会副会长；上海市医学会激光医学专科分会光动力学组组长、上海市医学会皮肤科专科分会光医学组组长；国际光动力医学大会专业委员会委员、欧洲光动力医学协会委员；英国Photodiagnosis and Photodynamic Therapy杂志、德国Photonics and Laser in Medicine杂志、美国Journal of Pigmentary Disorders杂志、中华皮肤科杂志、中国皮肤性病学杂志、国际皮肤性病学杂志编委，英国Br. J. Dermatol杂志审稿人。

国内最早开展皮肤科光动力临床治疗、基础研究和技术推广，涉及光动力治疗皮肤肿瘤、尖锐湿疣、痤疮等难治性皮肤病，为临床规范化推广及优化治疗方案提供了指导性数据；牵头制订《氨基酮戊酸光动力疗法临床应用专家共识》。主持国家自然科学基金、人事部回国留学人员基金18项。发表学术论文130篇，其中SCI论文近50篇；主编著作3部、参编7部；获省部级科技奖励5项、国家专利4项。

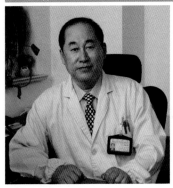

王宏伟

复旦大学附属华东医院皮肤科主任，主任医师；复旦大学医学院教授、博士研究生导师；干部保健专家、享受国务院特殊津贴、上海静安杰出人才、上海市卫生系统先进个人；上海市康复医学会皮肤康复专委会主任委员，中国医药教育协会常务理事、皮肤病专委会副主任委员；中华医学会皮肤科分会肿瘤学组委员、中华医学会激光医学分会激光美容委员；中国博士后科学基金、教育部"国家科技奖励"及上海市科技奖评审专家，国务院教育督导委员会评议专家；国内多种学术期刊编委及特约审稿人。主要从事光动力治疗皮肤肿瘤和HPV相关性疾病的研究，特别是在光动力技术和光医学领域的创新性诊断方面，主要论文发表于Photodiagn Photodyn Therapy杂志，代表著作有《伍德灯皮肤科实用技术图解》。发表学术论文130篇，其中SCI 28篇；主持国家自然科学基金、上海市自然科学基金等科研项目20项；获上海科技成果5项、科技奖励5项、国家发明专利4项，其中"光动力治疗非黑素瘤性皮肤肿瘤系列基础与临床应用"获上海市科技进步二等奖、"光动力疗法在HPV相关性疾病中基础研究与临床应用"获上海市科技进步三等奖、"光动力疗法在HPV相关性疾病中研究成果推广应用"获上海医学科技成果推广奖；复旦大学附属华东医院皮肤科获上海市"工人先锋号"先进集体。

副主编

石　磊　上海市皮肤病医院光医学科 博士

张玲琳　上海市皮肤病医院光医学科 博士

编者

张国龙　上海市皮肤病医院光医学科 博士

杨德刚　上海市皮肤病医院光医学科 博士

张云凤　上海市皮肤病医院光医学科 硕士

王　博　上海交通大学医学院瑞金医院 博士

王佩茹　上海市皮肤病医院光医学科 博士

吕　婷　复旦大学附属华东医院皮肤科 博士

缪　飞　复旦大学附属华东医院皮肤科 硕士

前　言

作为"实战""口袋书"，不想赘述，只想通过对封面的设计进行说明，什么也都有了。

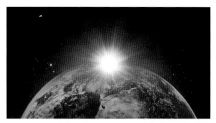

医学

"地球图案"比喻全球医学领域；

"红色光芒"比喻光动力技术如冉冉升起的一颗明亮新星；

二者颜色的反差，预示光动力技术对临床医学领域所带来的冲击与创新。

临床

选"暗色背景"象征临床光动力治疗时暗室环境；

选"红色光芒"象征临床ALA-PDT治疗所采用630nm红色光源。

事业

"红色光芒"象征着光动力技术火红的事业、生命的希望和灿烂的未来；

"红色光芒"周围的"耀斑"象征着光动力技术所聚集的能量，在不断地推广、普及和出新。

期望

"浩瀚太空，繁星闪烁"预示越来越多的医生在掌握和使用光动力技术、越来越多的患者在接受并受益于光动力技术；期望着光动力治疗领域不断创新、不断涌现优秀的青年医生。

王秀丽　王宏伟

2016年2月

目 录

第一章　光动力与皮肤科

光动力技术历史悠久、生命力强
是医学研究与创新最为热门和活跃的领域

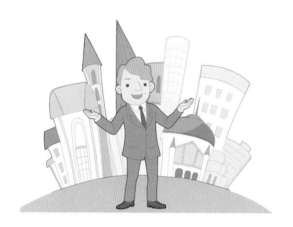

- 1900年Raab首次描述光动力学效应；

- 1905年Von Tappeiner和Jodblauer首次将光动力疗法用于治疗皮肤癌；

- 1990年Kennedy首次将5-氨基酮戊酸光动力疗法（5-aminolevulinic acid photodynamic therapy，ALA-PDT）应用于皮肤科，开启ALA-PDT在皮肤科治疗领域历史篇章；

- 2000年美国DUSA公司研发ALA（商品名Levulan®），获美国药品与食品管理局（FDA）批准。

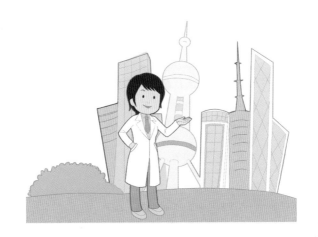

- 1996年徐世正、王秀丽在国内皮肤科领域率先开展ALA-PDT应用与研究；

- 2004年王秀丽团队在国际上首次系统性报道ALA-PDT治疗尿道尖锐湿疣，开创ALA-PDT治疗良性增生性疾病（尖锐湿疣）新天地；

- 2007年国内专家组完成并获得ALA-PDT治疗尖锐湿疣有效I级循证医学证据。同年，上海复旦张江生物医药股份有限公司研发外用盐酸氨酮戊酸散（商品名：艾拉®）获国家食品药品监督管理局（SFDA）批准，正式拉开ALA-PDT在中国皮肤科领域应用、推广与普及的序幕。

　　目前，ALA-PDT在全国皮肤科领域得到广泛普及，涉及临床多种难治性皮肤病；无论在创新研究和临床应用都得以飞速发展。

第二章　必备知识点

第一节　光动力治疗三要素

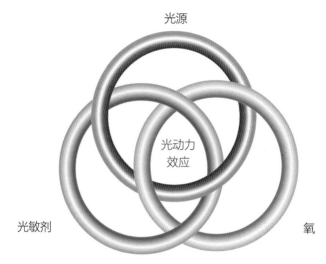

图2-1　光动力治疗三要素

　　光敏剂、光和氧分子是光动力治疗三大必备因素，如"三环图案"，环环紧扣、缺一不可，称光动力治疗三要素（图2-1）。ALA-PDT是以ALA作为光敏剂，多采用630nm左右红光照射，在组织内氧分子参与下产生光动力效应，达到治疗目的，也是目前国内皮肤科领域应用最为广泛的光动力治疗手段。本书重点介绍ALA-PDT。

第二节 光敏剂ALA

【化学名】：5-氨基-4-酮戊酸盐酸盐

【通用名】：盐酸氨酮戊酸；外用盐酸氨酮戊酸散

【化学式】：$C_5H_9NO_3 \cdot HCl$

【分子量】：167.59

- 天然物质，毒性小；
- 结构简单、分子量小，可透皮吸收，适合皮肤科应用；
- 组织选择性好，能在靶组织中蓄积；
- ALA透皮吸收后需要一定时间代谢为PpIX后才具光敏性；
- 照光后光动力反应效率高，能够产生大量的活性氧分子；
- 代谢快、易清除，仅需避强光24h，安全性高。

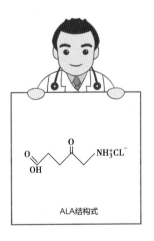

ALA结构式

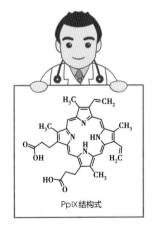

PpIX结构式

第三节　光源、光纤、光剂量

一、光源的选择

1. 光（波长）的选择

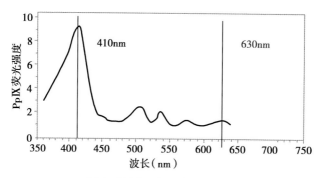

图2-2　原卟啉IX（PpIX）吸收光谱图

- 光是PDT三要素之一，直接影响ALA-PDT疗效；
- 光的作用是激活光敏剂，产生光动力反应；
- ALA-PDT所配套的光波需与PpIX吸收光谱相匹配（图2-2）。

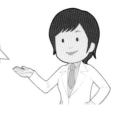

ALA-PDT推荐用波长630nm左右的红光。

2. 光源的选择

目前ALA-PDT常用的光源分为激光光源（相干光）和非激光光源（非相干光）。激光光源有半导体激光器和大功率氦氖激光器；非激光光源有发光二极管（light emitting diode，LED）光源和强脉冲光（图2-3）。

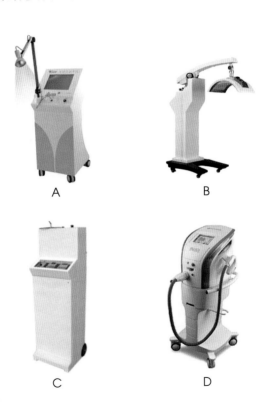

A

B

C

D

图2-3　A. 半导体激光器；B. LED光源；C. 大功率氦氖激光器；D. 强脉冲光

ALA-PDT治疗常用光源比较

	LED光源	半导体激光	大功率氦氖激光
波长	630nm ± 5nm	630nm ± 10nm	632.8nm
输出功率	100mW/cm^2	100 ~ 300mW/cm^2	100 ~ 150mW/cm^2
光纤输出	无光纤	光纤输出	光纤输出
照射面积	大	小	小
光束质量	氦氖激光>半导体激光>LED光源		
使用寿命	LED光源>半导体激光>氦氖激光		
临床应用	罩面设计，适合大面积皮损治疗，节约治疗时间	可输出较高功率的光束，适合体表肿瘤及腔道尖锐湿疣	应用与半导体激光类似，由于技术限制，能量衰减较快，有被取代趋势

【优势对比】

- 激光光束质量高于LED光源和强脉冲光，对于孤立、面积小的病灶采用大功率氦氖激光或半导体激光作为光源疗效更佳；
- 对于多发、面积大的病灶采用照射光斑大的LED光源更为合适；
- 腔道内病灶需要光纤导入，常采用激光光源；
- 对于以嫩肤和美容为目的患者，可采用强脉冲光治疗。

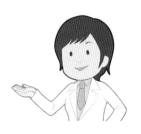

7

二、光纤的选择

若采用激光光源则需要光纤进行传导，光纤的合理选择是决定疗效的重要因素之一。

1. 光纤分类（图2-4）

- 普通裸光纤：不带特殊接头的普通光纤，光纤的发射顶端为一个单纯的平切面，不改变原有激光的光学特性，适用于普通体表ALA-PDT。

- 微透镜光纤：一种带有微透镜阵列的光纤，具有光束准直效果，一定皮源距范围内激光发散角变小，光斑面积不随距离延长而增大，更重要的是微透镜光纤能使照射到皮损上的光斑能量分布均匀，有利于提高体表ALA-PDT疗效。

- 柱状弥散光纤：一种带有柱状弥散头的光纤，可将光纤中的束状激光从柱状弥散头的侧面全方位均匀地弥散出来，光传输效率高，适用于腔道内ALA-PDT。

- 宫颈帽弥散光纤：一种带有宫颈帽的柱状弥散光纤，能将光纤中的激光光束局限照射在宫颈部位、可保护宫颈外组织免受激光照射，适用于宫颈ALA-PDT。

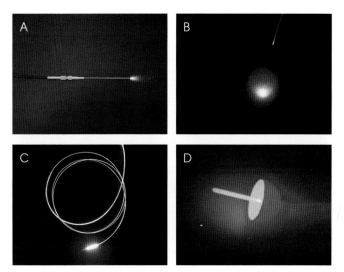

图2-4 ALA-PDT常用光纤

A. 裸光纤；B. 微透镜光纤；C. 柱状弥散光纤；D. 宫颈帽弥散光纤

2. 光纤选择

- 体表病灶治疗时，一般使用裸光纤即可；若用微透镜光纤，光斑能量分布会更加均匀；

- 腔道（尿道、阴道、肛管内）病灶治疗时，推荐使用柱状弥散光纤，光从光纤前端的圆柱体向四周均匀地弥散出来，保证腔道内病灶受到均匀照射；

- 宫颈病灶治疗时，推荐使用带有宫颈帽的弥散光纤，保证光源均匀充分地照射到宫颈，同时保护宫颈外组织。

三、治疗参数的选择

由于各医院ALA-PDT治疗所采用的光源种类和波长不尽相同，在ALA-PDT治疗时，需统一、规范治疗参数，即能量密度、功率密度、照光时间。

能量密度、功率密度、照光时间三者之间的换算公式如下：
能量密度（J/cm^2）＝功率密度（W/cm^2）✗照光时间（s）

【记录格式举例】采用10% ALA乳膏，外敷3h，给予630nm半导体激光照射，能量密度为$100J/cm^2$，功率密度为$60mW/cm^2$。

【应用病例举例】

如：患者需要照光能量密度为$100J/cm^2$，实际测得光源功率密度为$100mW/cm^2$，那么我们需要给患者照射多长时间？

解：照光时间＝能量密度（J/cm^2）/功率密度（W/cm^2）

即：照光时间＝$100J/cm^2$÷$0.1W/cm^2$＝1000秒＝16分40秒

图2-5　光功率计

【皮博士提示】激光使用一段时间后，功率密度可能降低，应定期进行功率检测（光功率计），根据实测功率密度适当延长照光时间。

第四节　氧分子

静态光敏剂

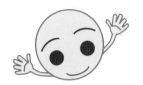

激发态光敏剂

特定波长的光照射使组织吸收的光敏剂受到激发，光敏剂由静态（或基态）变为激发态（具有能量）。

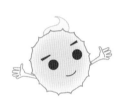

氧分子

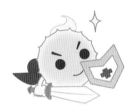

单态氧

激发态的光敏剂又把能量传递给周围的氧，生成活性很强的单态氧。单态氧与相邻生物大分子发生氧化反应，产生细胞毒作用，引发光动力效应。

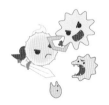

光动力效应

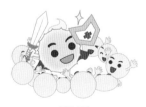

清除病灶

光动力效应产生一系列的细胞坏死、凋亡、自噬、血管损伤、免疫激活等作用机制，达到清除病灶目的。

第五节 光动力作用机制

一、ALA代谢

ALA是一种天然的亲水性小分子化合物，广泛存在于动物和植物线粒体中，是光敏性物质原卟啉Ⅸ（protoporphirin Ⅸ，PpⅨ）前体化合物（即光敏剂前体）。

正常情况下，内源性ALA是血红素合成途径的中间产物。线粒体内氨基乙酸与琥珀酰CoA在ALA合成酶催化下生成ALA，在细胞质中经一系列反应转化成粪卟啉原Ⅲ后再回到线粒体内，在原卟啉氧化酶催化下生成PpⅨ，PpⅨ最终在亚铁螯合酶催化下与Fe^{2+}生成亚铁血红素。

整个血红素合成反应是一种限速反应，其中ALA合成酶和亚铁螯合酶是两种重要的限速酶，终产物血红素对ALA合成酶也具有负反馈抑制作用，所以PpⅨ在体内不会大量蓄积（图2-6）。

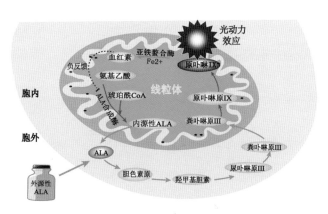

图2-6 ALA代谢生成光敏物质PpⅨ示意图

二、ALA-PDT作用机制

当外源性给予大量ALA后，增生旺盛的细胞直接吸收大量ALA，跳过ALA合成酶这一限速酶，生成大量的PpIX。由于另一限速酶亚铁螯合酶的存在，大部分PpIX并不能转化成血红素，所以细胞内会聚集大量PpIX。

当大量PpIX生成聚集后，给予一定波长的光进行照射。PpIX作为内源性的光敏物质与其他光敏剂一样，吸收光子能量，从基态跃迁至激发态。处于激发态的光敏物质很不稳定，迅速经过物理退激和/或化学退激过程释放能量而返回基态。

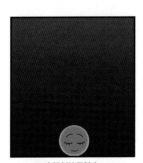

光敏剂处于基态

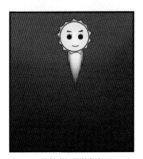

从基态跃至激发态

物理退激过程可以产生荧光，通过分析荧光光谱能进行疾病的诊断（光动力诊断，photodynamic diagnosis, PDD）。

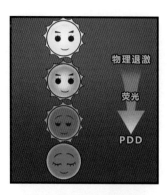

物理退激—PDD

化学退激过程可以产生大量活性氧（单态氧、氧自由基），活性氧与多种生物大分子相互作用，产生细胞毒性作用，导致细胞受损乃至死亡，达到光动力治疗目的（光动力治疗，photodynamic therapy, PDT）。

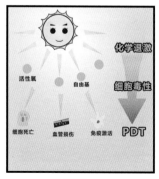

化学退激—PDT

第三章　实战流程

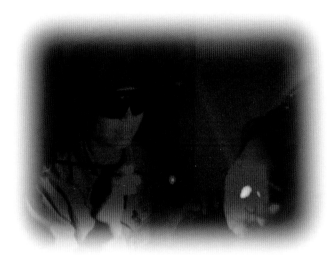

ALA光动力诊断和治疗步骤

溶解药物 → 敷于患处 → 荧光诊断 → 光源照射 → 病灶消除

第一节　适应证与禁忌证

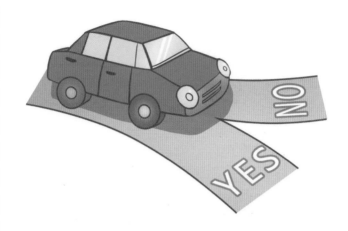

【适应证】

- 目前，ALA-PDT被批准的适应证包括：尖锐湿疣（中国）、光线性角化病（北美、欧洲）；
- 还可用于治疗鲍恩样丘疹病、寻常疣、跖疣、扁平疣、基底细胞癌、鲍恩病、增殖性红斑、Paget病、痤疮、头部脓肿性穿掘性毛囊周围炎、化脓性汗腺炎、扁平苔藓、硬化性苔藓、皮肤光老化等。

【禁忌证】

- 患有卟啉症或已知对卟啉过敏；
- 已知对局部用ALA溶液、霜剂、凝胶中任何一种成分过敏。
  有以下情况者需慎用：
- 正在服用光敏性药物；
- 患有系统性红斑狼疮等有光敏症状疾病。

【ALA-PDT优势】

- 适合皮肤病治疗特点：ALA分子小，容易被皮肤吸收，在细胞内代谢快（24小时），不产生蓄积，治疗后不需要严格避光；故ALA可局部皮肤或黏膜用药，且无明显刺激性，避免了传统系统使用光敏剂的长期体内蓄积（4~8周）和严格避光；皮肤病损害多位于体表皮肤和皮肤黏膜移行部位，损害暴露充分，便于ALA-PDT治疗；PpIX产生砖红色荧光可通过伍德灯观测，用于光动力诊断；

- 组织选择性好：ALA仅被病变组织细胞选择性吸收，周围正常组织吸收较少，ALA-PDT针对性作用于病变组织、选择性杀伤肿瘤细胞或增生旺盛细胞。特别是皮肤肿瘤及部分增生性病变多发生于面部及生殖器部位，ALA-PDT所具有对正常组织器官结构的保护和美容效果显得尤为重要，是传统治疗方法无法比拟的；

- 在特殊人群中可替代传统治疗：对一般情况差、年迈体弱、器官功能不全等不能耐受手术、化疗等传统治疗的患者，ALA-PDT是一种有效缓解症状、控制和稳定病情、提高生活质量的姑息性治疗手段；

- 毒副作用少：ALA-PDT产生的不良反应轻微，一般无需特殊处理。照光过程中患者可出现局部烧灼感或刺痛感，对于疼痛明显的患者可以选用局部麻醉剂或者系统止痛干预；部分患者局部治疗后产生的色素沉着，多数在2个月左右自行消退；

- 可重复治疗：ALA-PDT安全性好，病人耐受性好，不会对造血系统和免疫系统造成不良影响，不影响机体整体健康，可多次重复治疗。

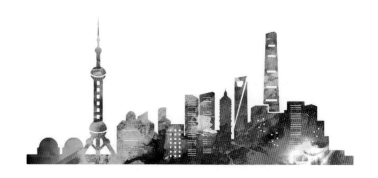

ALA-PDT用于治疗疾病推荐指数

	推荐指数		推荐指数
尖锐湿疣	★★★★★	痤疮（中重度）	★★★★★
鲍恩样丘疹病	★★★	头部脓肿性穿掘性毛囊周围炎	★★★★
寻常疣和跖疣	★★	化脓性汗腺炎	★★
扁平疣	★★	扁平苔藓	★★★
光线性角化病	★★★★★	硬化性苔藓	★★★
基底细胞癌	★★★★	皮肤光老化	★★★★
鲍恩病	★★★★		
增殖性红斑	★★★★		
Paget病	★★★		

注：此推荐指数基于目前临床经验及研究结果，仅供参考。

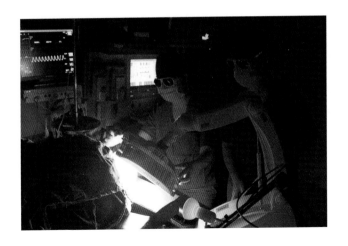

第二节　医生谈话和患者知情

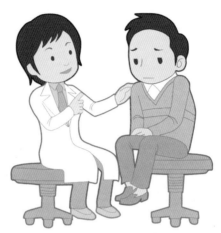

尊重患者知情同意权，签署知情同意书

　　全面了解患者病史，包括患者一般情况、合并慢性病史、既往治疗情况及过敏史等；准确理解患者及家属的治疗诉求和对疗效的期望值，通过医患沟通，达成一致的、合理的治疗预期；消除患者及家属对疾病（肿瘤、性病）的恐惧心理，嘱患者以积极乐观的心态对待疾病并配合治疗；同时告知ALA-PDT仅是治疗皮肤病手段之一，有其优势与劣势，让患者充分享受知情权。

充分告知的内容

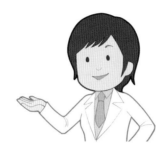

- 患者疾病的诊断与性质；
- 为什么要采用ALA-PDT？治疗的疗程、预后及随访情况；
- 介绍ALA-PDT疗法的优越性和局限性；
- ALA-PDT治疗过程可能出现的副反应、不良反应，我们的应对措施；
- 治疗次数、治疗费用、治疗后可能短期的休息以及医保情况；
- 由于个体的差异性和疾病的复杂性，一些未发生事件无法预知和判断；任何疾病的治疗都无法许诺完全、绝对地排除疾病的复发；任何治疗方法都有局限性，可能需要替代疗法或综合治疗方案，如浅表皮肤肿瘤也不能完全排除其复发及联合手术治疗的可能性。

在充分告知患者有关ALA-PDT治疗的利与弊，给患者足够时间慎重考虑。患者同意治疗并愿意承担由此产生的治疗风险和费用后，签署知情同意书后方可进行治疗。

部分疾病ALA-PDT知情同意书范例见附录。

第三节　皮损预处理

ALA-PDT疗效取决于很多因素，其中ALA经皮吸收、组织内富集非常重要。一般情况下，ALA-PDT治疗前只需对皮损做简单的清洁、消毒处理，即可使用ALA进行光动力治疗；但对于痂屑较多、皮损较厚、损害较深的病变组织，需做好治疗前的预处理，以便于ALA透皮吸收更好、穿透更深、组织内分布更均匀，才能使ALA-PDT发挥更佳疗效。

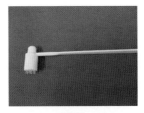

梅花针

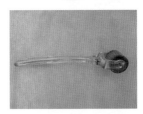

微针

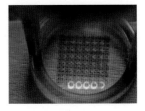

点阵激光

常用预处理方法：

- 穿透表皮屏障：便于ALA穿透更深、组织中分布更均匀。常用器具和方法为梅花针、微针、超脉冲CO_2点阵激光；

- 去除角质屏障：便于ALA渗透吸收、组织中富集更多。常用器具和方法为胶带法、刮削法（刮勺、刀片）、电灼术；尿素乳膏封包或丙酮外涂。

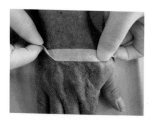

胶带法

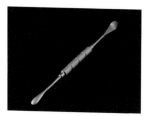

刮勺

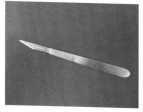

刀片

第四节 光敏剂使用

一、ALA配制

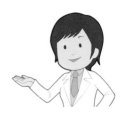

ALA在碱性环境中极不稳定，且中性或弱酸性溶液配制后的ALA稳定性差，使用时需新鲜配制，保存时间不宜超过4小时。

【ALA溶液】

118mg ALA散剂/瓶+1～0.5ml注射用水溶解
=10%～20%ALA溶液

【ALA乳膏/霜剂】

（118mg ALA散剂/瓶+0.2ml注射用水溶解）+（0.86～0.27g）单纯基质乳膏=10%～20%ALA乳膏

【热敏凝胶】

（118mg ALA散剂/瓶+0.2ml注射用水溶解）+（0.86～0.27g）热敏凝胶=10%～20% ALA凝胶

ALA乳膏配制过程

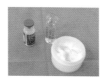

a. ALA散剂、注射用水、单纯基质乳膏；ALA-PDT治疗前，新鲜配制ALA乳膏，即配即用。

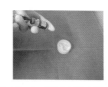

b. 118mg/瓶ALA散剂给予0.2ml注射用水溶解成为母液待用。注射用水过少不宜充分溶解ALA散剂，过多会稀释基质乳膏不利于敷药。

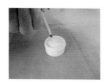

c. 将ALA溶液（母液）抽吸加入基质乳膏时，因ALA溶液总量很少，需将ALA溶液完全抽吸，切勿遗留造成浪费并影响ALA敷药浓度。

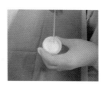

d. 消毒棉签轻轻搅动，使ALA溶液与基质乳膏充分混合，以保证基质乳膏中ALA均匀分布。

二、ALA敷药时间

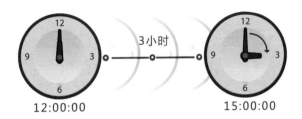

12:00:00　　3小时　　15:00:00

　　光动力效应与PpⅨ生成量密切相关，后者又与ALA的敷药时间相关。根据既往研究数据表明，ALA敷药后3～6h之间，敷药时间越长PpⅨ荧光强度越强，即生成PpⅨ量越多。最终选择ALA敷药时间，需在保证疗效的前提下，综合考虑患者的等候时间及整个治疗时间等因素决定。

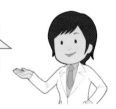

规范临床推广、优化治疗方案
推荐ALA外敷3~5h后进行红光照射

第五节 治疗过程

a. 治疗前宣教，签署知情同意书。嘱患者放松，取舒适体位，做预处理。

b. ALA乳膏需完全覆盖皮损及周边一定范围皮肤，敷药后嘱患者避光、休息，等待治疗。

c. 治疗时选择合适的光源和剂量，光斑需完全覆盖皮损及周边一定范围皮肤，对部分患者出现的副反应给予对症处理。

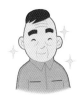

d. 治疗完毕，嘱患者避免日光曝晒，定期随访。

第六节 治疗记录

ALA-PDT治疗过程，涉及诸多因素，如皮肤预处理方式、ALA剂型、ALA浓度与用量、ALA敷药时间、光源波长、光源种类、光纤的选择、照光功率密度、照光能量密度。以上治疗参数需根据患者的具体情况，进行个性化设置，做好每次治疗参数及患者治疗情况的完整记录，以便临床观察，参数调整，使疗效最佳、不良反应更少。

【举例】　　　　　常用ALA-PDT治疗参数

预处理	梅花针	光源波长	630nm
ALA剂型	ALA乳膏	光源种类	LED光
浓度	20%	光纤	无
用量	118mg/3.14cm^{2}皮损	照光能量密度	100J/cm^2
敷药时间	3h	照光功率密度	100mW/cm^2

第七节　副反应处理

ALA-PDT治疗过程和治疗以后可伴随一些轻重不一的副反应，治疗前医生需与患者沟通并给予及时处理。

【局部皮肤红肿、渗出】

可给予局部冷敷，减轻症状，必要时可给予外用金霉素眼膏保护创面或弱效激素药膏适当减轻炎症反应。

【局部皮肤干燥、脱屑、结痂】

给予外用保湿润肤剂缓解皮肤干燥、脱屑；外用金霉素眼膏，软化结痂，预防继发感染。

【局部皮肤色素沉着】

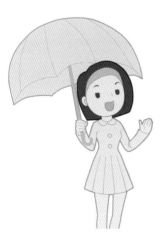

临床中较为常见，嘱患者治疗后避免强光照射，做好日常防晒，避免炎症后色素沉着的发生和加重。大多数皮肤色素沉着可随时间逐渐自行消退，无需特殊处理。为促进部分患者皮肤色素沉着的较快消退，可在治疗结束后给予口服维生素C或在治疗结束一段时间后采用维生素C及其衍生物超声导入、强脉冲光等治疗。

【疼痛处理】

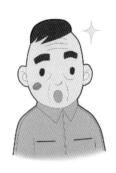

- 降温治疗：采用电风扇、冷喷、冷风机降温或室温20℃以下环境。此方法可与其他止痛方式联合，但可能影响疗效。降温缓解疼痛的机制目前尚不完全清楚，可能与低温激活疼痛抑制通路从而提高疼痛阈值；也可能通过抑制辣椒素受体活性或激活冷受体达到缓解疼痛的作用；

- 口服镇痛药：提前给予镇痛药。非甾体类抗炎镇痛药效果不佳，阿片类镇痛药有成瘾性，且不良反应较大；推荐照光前45分钟口服曲马多50mg～100mg，必要时可重复，剂量不超过400mg/日，止痛效果好，成瘾性低，不良反应小；

- 局部浸润麻醉：止痛效果较好，但不适合大范围使用，且可能影响疗效。可选择利多卡因注射液，5分钟起效，可维持1.5小时；布比卡因注射液，4分钟起效，维持2～6小时；若选择阿替卡因肾上腺素注射液，须控制注射速度不得超过1ml/min；

- 神经阻滞：止痛效果较好，但对操作者要求较高，有诱发血肿和损伤神经风险；

- 两步法照光：通过低功率密度漂白约90% PpIX，再采用高功率密度完成剩余所需光能量，使高功率密度和高浓度PpIX错开。

第四章　实战应用

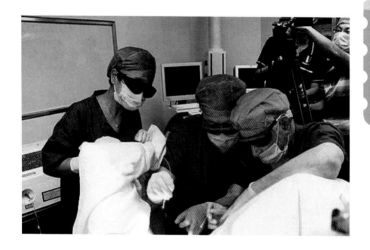

一、HPV相关性疾病

2008年中华皮肤科杂志首次提出HPV（Human papilomavirus）相关性疾病概念，包括一系列与低危或高危型HPV感染相关皮肤病，如尖锐湿疣、鲍恩样丘疹病等。研究证明：ALA-PDT可选择性杀伤肿瘤或增生旺盛细胞，HPV感染角质形成细胞可吸收ALA并转化成PpIX。ALA-PDT有安全有效、副作用少、复发率低等特点。

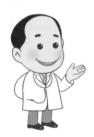

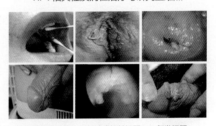

HPV相关性疾病在治疗与研究上难点

1. HPV种属特异性；2. 与肿瘤相关问题；3. 复发问题；
4. 早期诊断问题；5. 腔道内损害治疗；6. 治疗安全性

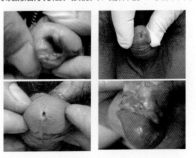

传统的治疗方法：损伤大、副作用多、复发率高

（一）尖锐湿疣（condyloma acuminatum）

- HPV6、11型感染为主，主要通过性传播；
- 好发于外生殖器、肛周及尿道、阴道、宫颈、肛管等部位；
- 典型皮损为乳头样或菜花样赘生物；

> - 主要由低危型HPV引起，但高危型HPV感染不容忽视；
> - 性伴的检查与治疗；女性患者需检查阴道和宫颈。

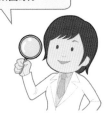

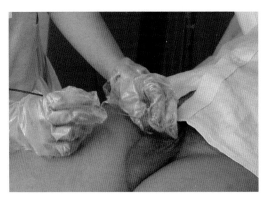

ALA-PDT光纤治疗尿道尖锐湿疣

1. 腔道内尖锐湿疣

- 包括尿道、肛管、阴道及子宫颈；
- 传统物理疗法易导致瘢痕、腔道狭窄和穿孔。

ALA-PDT治疗

- 治疗过程无烟尘，组织破坏小、不产生瘢痕及尿道粘连；
- 微创、定点清除病灶，组织结构得到完整保护（图4-1）；
- 疗效好、复发率低；

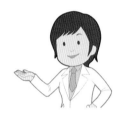

- 系中国ALA-PDT治疗适应证，循证医学证据分级I级；
- 为腔道尖锐湿疣一线首选方案。

- CO_2激光、电离子等传统治疗："点清除"；
- ALA-PDT（敷药、照光覆盖皮损及其周围）："面清除"。

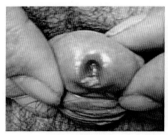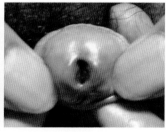

图4-1　ALA-PDT治疗尿道内尖锐湿疣前后对比

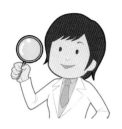

ALA-PDT治疗方案

主要预处理	配制ALA		敷药时间	照光剂量	
	ALA剂型	ALA浓度		能量密度	功率密度
清洁消毒	溶液/凝胶	10%～20%	3h	100～150 J/cm²	60～100 mW/cm²

　　治疗前需采用内镜（尿道镜、阴道镜、肛门镜等），尽可能结合醋酸白试验明确诊断，准确定位。敷药范围包括病灶表面及其周边1cm区域内。

【光源及光纤】

尿道尖锐湿疣	推荐630nm左右半导体激光器和柱状弥散光纤
子宫颈尖锐湿疣	推荐630nm左右半导体激光器和裸光纤、微透镜光纤，有条件的医院可采用带有宫颈帽的光纤
肛管尖锐湿疣	推荐特制用于腔道的LED光源或630nm左右半导体激光器和柱状弥散光纤

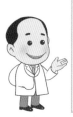

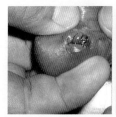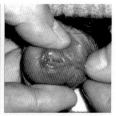

Topical 5-Aminolevulinic acid-photodynamic therapy for the treatment of urethral condylomata acuminata.

Br. J. Dermatol. 2004; 151(4):880-5.

目前，ALA-PDT已成为治疗尿道尖锐湿疣的首选方法

【治疗周期】

· 治疗后1周复诊，疣体未完全消失可重复治疗，无特殊情况1周治疗1次；

· 若3次治疗后，病灶消退<50%，建议改用或结合其他疗法；

· 肉眼下疣体消退后，可巩固1~2次治疗；

· 疣体完全清除，疗程结束后，随访每个月1次，持续至6个月。

【注意事项】

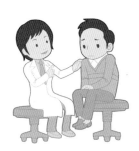

目前尚缺乏直接针对HPV的药物，HPV相关性疾病的治疗，需要患者的充分配合，故正常生活作息、忌酒等，以提高自身免疫力。故建议医生花费一定时间让病人知悉相关知识。

光动力皮肤科实战口袋书

尿道尖锐湿疣

- 治疗前进行宣教，避免因心理紧张而出现治疗后排尿困难；
- 敷药前嘱患者少饮水、排空尿液，以免影响敷药和药物吸收；
- 治疗后多饮水，定期排尿，预防尿道粘连、感染；
- 对于老年女性患者还要特别注意治疗后急性尿潴留发生。

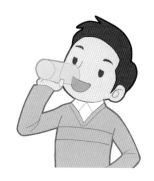

子宫颈尖锐湿疣

- 预处理很重要，需清除子宫颈表面黏液，以免影响疗效；
- 采用ALA热敏凝胶制剂；
- 合并宫颈高危型HPV感染者，推荐ALA浓度提高至20%；
- 合并宫颈高危型HPV感染者，敷药和照光覆盖宫颈移行带部位。

肛管尖锐湿疣

- 治疗后保持大便通畅，预防肛裂和感染；
- 合并痔疮者，治疗后有可能导致痔疮加重、出血，必要时外科处理；
- 照光时可采用神经阻滞麻醉，降低疼痛副作用。

2. 外生殖器及肛周尖锐湿疣

主要治疗方法

- 局部药物治疗（5%足叶草毒素酊、50%三氯醋酸、5%咪喹莫特等）；
- CO_2激光、电灼、冷冻、外科手术；
- ALA-PDT。

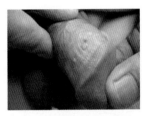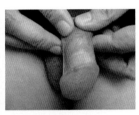

图4-2　ALA-PDT治疗外生殖器尖锐湿疣前后对比

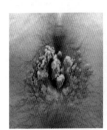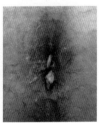

图4-3　ALA-PDT治疗肛周尖锐湿疣前后对比

ALA-PDT治疗

- 创伤性小、复发率低；
- 敷药面积和照光面积大，具有"面清除"效果，可清除亚临床病灶和HPV潜伏感染的细胞；
- 对于特殊部位，如男性阴茎、冠状沟；女性大、小阴唇部位；以及肛周部位多发性、地毯状、反复复发的较小疣体可直接选用ALA-PDT（图4-2，图4-3）；

- 对外生殖器完整性和美观性有要求者，可优先考虑ALA-PDT治疗。

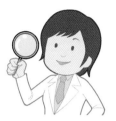

ALA-PDT治疗方案

主要 预处理	配制ALA		敷药 时间	照光剂量	
	ALA剂型	ALA浓度		能量密度	功率密度
清洁、 消毒	溶液/乳膏	10%~20%	3~6h	100~150 J/cm²	60~100 mW/cm²

对直径>0.5cm或角化明显的疣体，推荐先行其他物理方法，以快速清除肉眼可见疣体。之后再结合ALA-PDT治疗，降低复发率；敷药范围包括病灶表面及其周边1cm区域内。

【治疗周期】

同腔道内尖锐湿疣。如果治疗后局部糜烂明显，治疗间隔时间可以推迟至2周，但不建议超过2周。

【注意事项】

- 治疗后局部红肿反应是暂时现象，炎症反应的程度与局部免疫重建和提高呈正相关，不必特殊处理以减轻炎症反应；
- 患者疼痛情况，处理方法同前；
- 治疗结束后，随访每月1次，持续至6个月。

（二）鲍恩样丘疹病（bowenoid papulosis）

- 高危型HPV感染，尤其是HPV16、18型；
- 好发于外生殖器及肛周部位；
- 皮损可单发、多发或融合成斑块状；

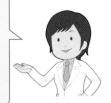

- 临床表现为丘疹，貌似慢性良性过程，实则病理表现为原位癌（图4-4）；
- 谨慎反复使用化学刺激性药物及传统物理性治疗，尤其是老年女性患者；
- 女性易合并阴道及宫颈上皮内瘤变，注意检查和长期随访。

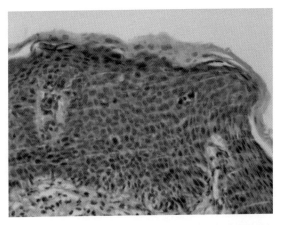

图4-4 鲍恩样丘疹病病理：表皮全层细胞排列紊乱、不典型性增生

ALA-PDT治疗

- 创伤性小、无瘢痕形成、外阴结构得到保护（图4-5）；
- 对不典型性增生或增生旺盛细胞都安全有效；
- 可反复单独使用，也可采用联合治疗方案。

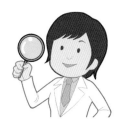

ALA-PDT治疗方案

主要 预处理	配制ALA		敷药 时间	照光剂量	
	ALA 剂型	ALA 浓度		能量密度	功率密度
梅花针 点阵激光等	溶液/ 乳膏	10%～ 20%	3～6h	100～150 J/cm²	60～100 mW/cm²

【治疗周期】和【注意事项】同尖锐湿疣ALA-PDT治疗

【联合治疗方案】

- 与咪喹莫特联合：5%咪喹莫特乳膏外涂于病灶及其周边1cm范围内，隔日1次，连续外涂2周，之后给予ALA-PDT治疗，方案同上。如果治疗后1周病灶未完全消退，可重复ALA-PDT治疗，隔周1次，治疗期间如果没有糜烂或待糜烂消退后继续外涂咪喹莫特乳膏。若3次治疗病灶消退<50%，建议改用其他方法；

- 与CO_2激光联合：若皮损较大、损害增殖明显、表面角化过度，可先用CO_2激光去除皮损，创面愈合后再进行ALA-PDT治疗。

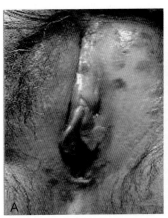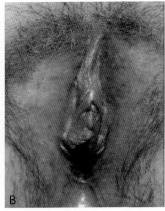

图4-5 ALA-PDT治疗鲍恩样丘疹病前后对比

（三）寻常疣与跖疣（verruca vulgaris & verruca plantaris）

- 主要由HPV1~4型感染；
- 单个或多个角化坚实丘疹；
- 好发于手指、手背、足缘、足底；

- 局部外用药物：如5-Fu软膏、水杨酸软膏、火棉胶、维A酸乳膏、咪喹莫特乳膏；
- 常用物理治疗：刮匙刮除、CO_2激光、电灼疗法、微波治疗、冷冻疗法。

ALA-PDT治疗
- 创伤性小、无瘢痕形成（图4-6）；
- 治疗前预处理非常重要，需彻底清除疣体表面厚硬角质；
- 对多发性、较为浅表的疣体或镶嵌疣或甲周疣可选用。

ALA-PDT治疗方案

主要预处理	配制ALA		敷药时间	照光剂量	
	ALA剂型	ALA浓度		能量密度	功率密度
刮匙和刀片削除角质	乳膏/凝胶	10%~20%	3~6h	60~150 J/cm^2	60~100 mW/cm^2

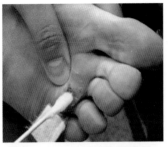

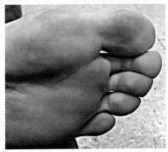

图4-6 ALA-PDT治疗跖疣前后对比

【治疗周期】
- 每1~2周治疗1次，未完全消退可重复治疗；
- 治疗次数一般不宜超过6次。

与其他简便治疗方法对比
- ALA-PDT所产生的疼痛较为明显，且需多次治疗才能达到较理想疗效；
- ALA-PDT治疗成本和过程较繁琐、无明显优势，故不推荐ALA-PDT治疗作为寻常疣与跖疣的常规治疗方法；
- 其他治疗方法疗效不佳时，可以尝试采用ALA-PDT治疗；
- 患者对美观要求高拒绝有创治疗时，也可以尝试使用。

（四）扁平疣（verruca plana）

- 主要由HPV3、10型等感染；
- 为多发性扁平丘疹，有同形反应；
- 多发于面部、手背部位，影响容貌。

传统治疗方法

- 外用化学制剂：角质剥脱剂、抗有丝分裂药物（鬼臼毒素、博来霉素、维A酸类）；
- 物理治疗：冷冻、电灼、CO_2激光、微波等；
- 创伤大、易复发；易产生色素沉着，甚至瘢痕。

ALA-PDT治疗

- 通过光动力效应清除病毒感染细胞，并激活宿主免疫；
- 对多发性、融合性损害，ALA-PDT"面清除"具有优势（图4-7）；
- 对于活动期扁平疣，ALA-PDT疗效显著；
- 推荐采用630nm的LED光源照射；
- 不会产生瘢痕，但有产生暂时色素沉着可能。
- ALA-PDT治疗成本和治愈率有限，仅作为替代疗法；
- 其他治疗方法疗效不佳时，可考虑尝试ALA-PDT。

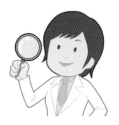

ALA-PDT治疗方案

主要预处理	配制ALA		敷药时间	照光剂量	
	ALA剂型	ALA浓度		能量密度	功率密度
胶布粘贴	乳膏/凝胶	10%~20%	3~6h	60~150 J/cm²	60~100 mW/cm²

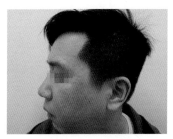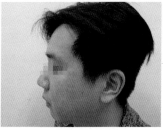

图4-7 ALA-PDT治疗前后对比

【治疗周期】

- 每1~2周治疗1次，未完全消退可重复治疗；
- 治疗次数一般不宜超过6次。

二、皮肤肿瘤

皮肤恶性肿瘤包括黑素瘤和非黑素瘤性皮肤肿瘤，黑素瘤在欧美白种人发病率高；中国人以非黑素瘤性皮肤肿瘤为主，是中国人头面部和生殖器最常见、危害性大的皮肤恶性肿瘤。

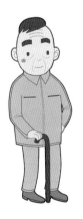

非黑素瘤性皮肤肿瘤包括光线性角化病、鲍恩病、增殖性红斑、鳞状细胞癌、基底细胞癌、Paget病，传统手术切除易造成患者面容畸形、外生殖器结构破坏，造成患者身心遭受双重打击。

ALA-PDT治疗

- 用稳定性良好的单纯霜剂配制10%~20%ALA霜；根据所采用设备的光源种类、功率密度和目标照光能量密度来计算所需照光时间。临床上多采用波长630nm左右，功率密度100mW/cm^{2}的LED设备进行照射，总能量达100J/cm^2。每2周治疗1次，每次治疗前进行结果判断，皮损消退后结束治疗。

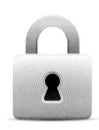

皮肤肿瘤治疗难点:

- 皮肤肿瘤主要发生于面部和生殖器部位;
- 皮肤肿瘤主要发生于老年人;
- 传统治疗创伤性大。

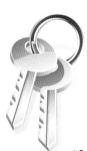

ALA-PDT治疗特点:

- 可选择性杀伤肿瘤细胞和增生旺盛细胞;
- 对周围正常细胞无明显影响;
- 创伤性小,组织结构得到保护。

（一）光线性角化病（actinic keratosis, AK）

- 好发于长期曝光部位，如头面、手背；
- 老年人多见，常伴有皮肤的光老化；
- 附着不易剥离痂屑的斑片，长期存在。

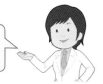

- 最常见的癌前病变或原位癌；
- 发展成侵袭性鳞状细胞癌的风险。

传统治疗

- 包括手术切除、CO_2激光、冷冻等。

ALA-PDT治疗

- 具有疗效好、无疤痕形成、复发率低、美容效果好等特点（图 4-8）；
- 对于区域性多发性损害，推荐LED光源照光。

- 特别适用于头面部、多发或大面积损害；
- 临床循证医学证据分级I级；
- ALA-PDT可作为AK首选治疗。

ALA-PDT治疗方案

主要 预处理	配制ALA		敷药 时间	照光剂量	
	ALA 剂型	ALA 浓度		能量密度	功率密度
胶布粘贴 梅花针、微针	溶液/乳 膏/凝胶	10%～ 20%	3～6h	100～150 J/cm²	60～120 mW/cm²

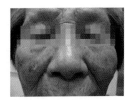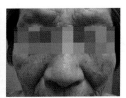

图4-8 ALA-PDT治疗光化性角化病前后对比

【治疗周期】

- 每2周治疗1次，治疗后皮损未完全消退，可重复治疗；
- 治疗次数一般不超过6次。

【注意事项】

- 对于附着痂屑或较肥厚斑片者需进行预处理；
- 可选用梅花针、微针、胶布粘贴、刮勺刮除、点阵激光等，优先推荐梅花针；
- 破坏皮肤屏障，促进ALA渗透和吸收；
- ALA敷药范围包括病灶表面及其周边1cm；
- 疼痛等副反应情况，处理方法优先推荐局部麻醉；
- ALA-PDT疗效确切，如果疗效欠佳，考虑及时手术治疗；
- 做好患者长期随访，建议每半年随访1次，持续终生。

（二）基底细胞癌（basal cell carcinoma, BCC）

- 主要发生在老年人头面部；
- 分浅表型、结节型、色素型、硬斑病型等；
- 可表现为隆起斑块、蜡样光泽小结节，损害中央凹陷或伴有溃疡、出血。

传统治疗方法

- 多为直接去除或破坏肿瘤组织；
- 局部药物治疗：外用5-Fu软膏、咪喹莫特乳膏；
- 激光、冷冻、手术切除、Mohs手术、放疗等；
- 存在组织结构破坏性大、易复发、复发后再次治疗困难等问题。

ALA-PDT治疗

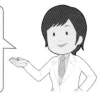

- 对浅表型BCC治疗效果好、结节型BCC次之、色素型BCC效果差；
- 推荐用于浅表型BCC及＜2mm结节型BCC，循证医学证据分级I级；

- ALA-PDT疗效好、创伤小、不破坏组织结构（图4-9）；
- 对特殊解剖部位、多发或大面积损害、不适合外科手术或不愿意接受外科手术并愿意承担保守治疗相应风险者可采用ALA-PDT治疗；
- 对美容要求高者也可尝试使用ALA-PDT治疗。

ALA-PDT治疗方案

主要 预处理	配制ALA		敷药 时间	照光剂量	
	ALA 剂型	ALA 浓度		能量密度	功率密度
梅花针、微针 点阵激光	溶液/ 乳膏	10%~ 20%	3~6h	100~200 J/cm^2	60~150 mW/cm^2

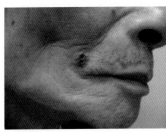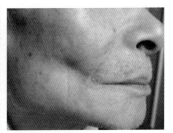

图4-9 ALA-PDT治疗基底细胞癌前后对比

【治疗周期】

- 每2周治疗1次；
- 2次治疗结束后2周皮损无任何改善，建议选择其他方法；
- 若皮损有改善但未完全消退，可重复治疗；
- 治疗次数一般不超过6次。

【注意事项】

- 治疗前需做好预处理，推荐梅花针；
- 疼痛等副反应，处理方法推荐局部麻醉；
- 治疗结束后长期随访，建议每半年随访1次。

（三）鲍恩病（Bowen's disease, BD）

- 又名皮肤原位癌；
- 好发于老年人头面部，可单发也可多发；
- 边界清楚暗红色斑片，表面有鳞屑和结痂；
- 少数患者可演变为侵袭性鳞癌。

传统治疗方法
- 冷冻、电灼、激光、放射治疗或者手术切除；
- 由于皮损面积较大，有较大创伤和瘢痕形成；
- 手术过程常需进行转移皮瓣或游离植皮术。

ALA-PDT治疗
- ALA-PDT创伤小，美容效果好；
- 不破坏器官结构和功能，不会发生感染、溃疡或瘢痕形成（图4-10）；

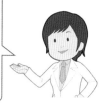

- 适用于头面部病灶、多发或大面积病灶；
- 不能耐受手术或因部位特殊手术切除后影响美观和功能等原因不愿手术，并愿意承担保守治疗相应风险的患者；
- 循证医学证据分级Ⅰ级。

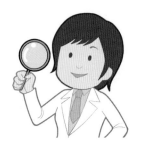

ALA-PDT治疗方案

主要 预处理	配制ALA		敷药 时间	照光剂量	
	ALA 剂型	ALA 浓度		能量密度	功率密度
梅花针、微针 点阵激光	溶液/ 乳膏	10% ~ 20%	3 ~ 6h	100 ~ 200 J/cm^2	60 ~ 150 mW/cm^2

【治疗周期】

- 每2周治疗1次，治疗次数一般不超过6次；
- 2次治疗结束后2周皮损无任何改善，建议选择其他方法；
- 若皮损有改善但未完全消退，可重复治疗。

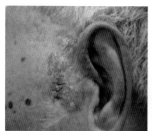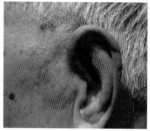

图4-10 ALA-PDT治疗鲍恩病前后对比

【注意事项】

- 治疗前需做好预处理，推荐梅花针；
- 疼痛等副反应，处理方法推荐局部麻醉；
- 治疗结束后长期随访，建议每半年随访1次。

- 治疗前需多点病理活检明确诊断，排除侵袭性皮肤鳞癌；
- 需做全身系统检查，排除转移或伴有其他恶性肿瘤；
- 若为侵袭性鳞癌或已发生转移则建议手术治疗。

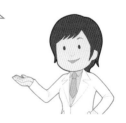

（四）增殖性红斑（erythroplasia of queyrat）

- 好发于青壮年男性的龟头、尿道口和冠状沟部位早期皮肤原位癌；
- 境界清楚角化性红斑，表面痂屑，部分隆起；
- 若出现浸润、糜烂、破溃或乳头瘤状损害提示侵袭性鳞癌可能。

传统治疗方法
- 冷冻、电灼、激光或者手术切除；
- 创伤大、瘢痕形成；
- 器官结构缺损或功能丧失；
- 对患者精神及生活质量带来了较大影响。

ALA-PDT治疗

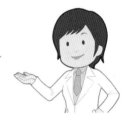

- 创伤性小、完好保存阴茎、龟头器官结构和功能；
- 保障患者生活质量和尊严；
- 避免了手术阴茎或龟头被切除所造成的精神压力和心理创伤（图4-11）。

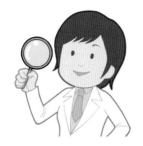

ALA-PDT治疗方案

主要预处理	配制ALA		敷药时间	照光剂量	
	ALA剂型	ALA浓度		能量密度	功率密度
梅花针、微针点阵激光	溶液/乳膏	10%~20%	3~6h	100~200 J/cm^2	60~150 mW/cm^2

【治疗周期】

- 每1~2周治疗1次，治疗次数一般不超过6次；
- 2次治疗结束后2周皮损无任何改善，建议选择其他方法如手术；
- 若皮损有改善但未完全消退，可重复治疗。

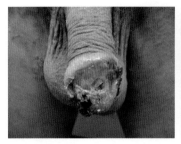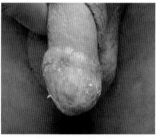

图4-11 ALA-PDT治疗增殖性红斑前后对比

【注意事项】

- 治疗前需做好预处理；
- 疼痛等副反应，处理方法推荐神经阻滞麻醉；
- 治疗结束后长期随访，建议每半年随访1次。

> - 治疗前多位点组织活检，确保没有侵袭性鳞癌发生；
> - 注意全身体检，进行全身浅表淋巴结B超、胸部CT检查，排除转移可能。

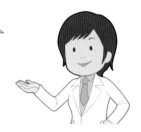

（五）Paget病（Paget's disease）

- Paget病分为乳房Paget病及乳房外Paget病；
- 乳房Paget病发生于女性乳房，可能起源于乳腺导管；
- 乳房外Paget病好发于老年男性阴囊和阴茎，可能来源于大汗腺等；
- 表现为境界清楚糜烂性红色斑块，伴渗出、结痂。

传统治疗方法
- 首选手术，皮损边缘皮肤2～5cm和广泛皮下组织整体切除；
- 术后组织缺损明显、创伤性大、复发率高；
- 对患者精神及生活质量带来影响；
- 对皮损面积较大，特别是阴囊损害累及阴茎、肛周者，手术切除困难；
- 大面积手术切除需行植皮或采用皮瓣修复术。

ALA-PDT与手术联合
- 手术前ALA-PDT治疗有利于清除小病灶，缩小手术面积，使手术范围更清晰（图4-12）；
- 手术后进行ALA-PDT治疗有益于清除残留的肿瘤细胞，降低肿瘤复发。

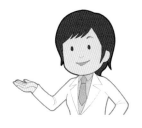

推荐ALA-PDT与手术序贯治疗

- ALA-PDT与手术序贯疗法治疗Paget病安全有效；
- 不仅有利于减少手术难度和风险，也最大程度地保留组织外观和功能；
- 适合特殊部位、多发性或大面积皮损治疗；
- 也可作为缓解症状、控制和稳定病情、提高生活质量的姑息性治疗；
- 对一般情况差、年迈体弱、器官功能不全等不能耐受手术、化疗等传统治疗患者可作为替代疗法。

ALA-PDT与手术序贯治疗方案

主要 预处理	配制ALA		敷药 时间	照光剂量	
	ALA 剂型	ALA 浓度		能量密度	功率密度
梅花针、微针 点阵激光	乳膏	20%	3h	$100 \sim 200$ J/cm^2	$60 \sim 150$ mW/cm^2

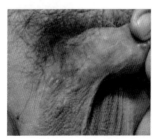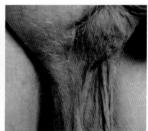

图4-12　ALA-PDT与手术序贯治疗乳房外Paget病前后对比

【治疗步骤】

- 在皮损及其周围2cm处涂以新鲜配制的20%ALA霜，封包3~6h；
- 选择LED红光光源进行照射，根据功率密度计算需照光时间，使照射总能量达100~200J/cm²；
- 每2周治疗1次，每次治疗前进行疗效评价；
- ALA-PDT终点需要结合患者疗效并与外科医生会诊结果，之后进行手术；
- 术前先进行ALA光动力诊断确定手术范围，然后再进行外科切除术；
- 根据缺损面积选择直接缝合术或皮瓣修复；
- 也可以先进行手术，之后进行ALA－PDT巩固治疗，降低复发率。

【注意事项】

- 治疗前需做好预处理，推荐梅花针；
- 疼痛等副反应，处理方法局部麻醉，必要时给予系统止痛药物；
- 治疗结束后需长期随访，持续终生。

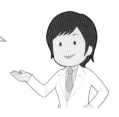

- 治疗前多位点组织活检；
- 全身体检，进行全身浅表淋巴结B超、胸部CT检查，排除转移可能；
- 特别注意检查直肠、前列腺是否有原发肿瘤。

三、皮肤附属器病

（一）寻常痤疮（acne vulgaris）

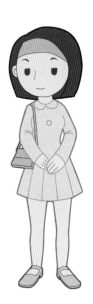

- 好发于年轻人的面部、胸背部；
- 毛囊皮脂腺的慢性炎症；
- 表现为粉刺、丘疹、脓疱、囊肿、结节、瘢痕等。

根据Pillsbury分类

- Ⅰ度：黑头粉刺，散发炎性皮疹；
- Ⅱ度：Ⅰ度加浅在性脓疱、局限于面部的多发炎性皮疹；
- Ⅲ度：Ⅱ度加深在炎症性皮疹，发生在面、颈及胸背部；
- Ⅳ度：Ⅲ度加囊肿，易形成瘢痕，发生在上半身。

传统治疗方法

- 局部外用药（轻度痤疮首选方案）：维A酸、过氧化苯甲酰、抗生素、硫黄、水杨酸制剂等；
- 系统药物治疗：抗生素、维A酸、抗雄性激素、雌激素、糖皮质激素、中医中药。

ALA-PDT治疗

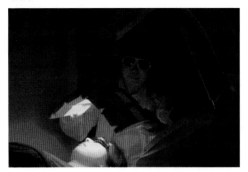

适用范围

- 对炎性和囊肿性痤疮的效果较佳，对粉刺疗效差；
- 推荐用于中重度痤疮（Pillsbury分类：Ⅲ～Ⅳ度）治疗；
- 可预防或减少重度痤疮瘢痕形成；
- 尤其适用于其他治疗方法效果不佳、不能耐受系统抗生素和维A酸类药物者，循证医学证据分级Ⅰ级（图4-13，图4-14）。

作用机制

- ALA在毛囊皮脂腺单元转化为大量PpⅨ聚积；
- ALA-PDT杀死痤疮丙酸杆菌、破坏皮脂腺结构、减少皮脂分泌；
- 抗炎作用和免疫调节作用。

操作流程

- 用洗面奶或洁面皂清洗、洁面；
- 5%ALA乳膏敷药、避光1～3h；
- 照光前用清水洗去ALA乳膏；
- ALA-PDT治疗。

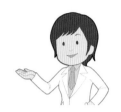

痤疮治疗原则
首次短时间、低能量，逐渐递增

- 推荐采用630nm的LED光源照射；
- 首次敷药时间1.5h，能量密度36～50J/cm²，根据治疗后的疗效及不良反应调整治疗参数；
- 一般来说，敷药时间和能量密度逐渐递增，推荐敷药时间最长不超过3小时，能量密度不高于100J/cm²；
- 根据患者情况，进行个体化调整。

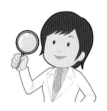

ALA-PDT治疗方案

主要	配制ALA		敷药	照光剂量	
预处理	ALA剂型	ALA浓度	时间	能量密度	功率密度
清洁 消毒	溶液/乳膏 /凝胶	5%	1～3h	30～100 J/cm²	60～100 mW/cm²

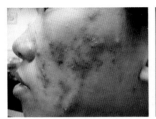
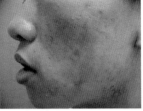

图4-13　ALA-PDT治疗重度痤疮前后对比

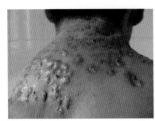
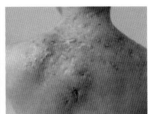

图4-14　ALA-PDT治疗背部聚合性痤疮前后对比

【治疗周期】

- 治疗后皮损未明显改善，可重复治疗，一般不超过4次；
- 根据治疗后反应，确定治疗间隔时间，一般为1~2周。

【副反应处理】

- 疼痛：首选冷风止痛，其他外涂局部麻醉剂，必要时给予系统止痛药物；
- 色素沉着：亚洲人群多见，嘱严格防晒，避免色素沉着出现和加重；大多数色素沉着可逐渐自行消退，为促进色素沉着消退可口服维生素C或维生素C衍生物电离子导入、强脉冲光等处理；
- 红肿、渗出：冷敷可减轻症状；
- 干燥、脱屑：可外用保湿护肤品；
- 结痂：可外用金霉素眼膏软化结痂、预防感染。

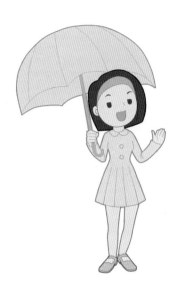

【注意事项】

- 注意宣教，签署知情同意书格外重要；
- 局部副反应，如疼痛、红肿、渗出、结痂、色沉、脱屑、干燥等；
- 反应性痤疮，多在首次治疗后1～2天，表现为新皮疹增多、大量脓疱、原皮疹加重，一般局部外用金霉素眼膏保护即可，不需要特殊处理，炎症反应1～2周自行消退，消退后容易遗留暂时性色素沉着。再次治疗时适当缩短敷药时间和/或者降低照光剂量，随着治疗的继续，反应性痤疮程度逐渐减轻；
- 治疗后需加强皮肤保湿，促进皮肤屏障修复；
- 治疗后注意避光防晒，有利于皮肤康复、减少色素沉着等；
- 随访：定期随访。一般情况下，ALA-PDT治疗后疗效可以持续数月，且复发时程度明显低于治疗前。个别复发程度严重时可以重复ALA-PDT治疗。

（二）头部脓肿性穿掘性毛囊周围炎
（perifolliculitis capitis abscedens et suffodiens）

- 多发生于成年男性头部，尤其是头枕部；
- 多数聚集的毛囊炎及毛囊周围炎在深部融合、贯通；
- 半球状结节、脓肿，破溃后形成"筛状溢脓"或多数瘘孔；
- 慢性经过，反复发作，迁延难愈；
- 可与聚合性痤疮、化脓性汗腺炎并发，称为毛囊闭锁三联征。

传统治疗方法
- 口服抗生素、糖皮质激素、异维A酸、氨苯砜等；
- 局部或系统应用抗生素；局部注射皮质激素；
- 切开引流、整形缝合。

ALA-PDT治疗
- 其他方法疗效不佳或不愿承接受传统治疗者，可采用ALA-PDT治疗（图4-15）；
- 推荐采用630nm的LED光源照射。

ALA-PDT治疗方案

主要预处理	配制ALA		敷药时间	照光剂量	
	ALA剂型	ALA浓度		能量密度	功率密度
清洁消毒	溶液/乳膏	5%～20%	1～3h	60～150 J/cm²	60～100 mW/cm²

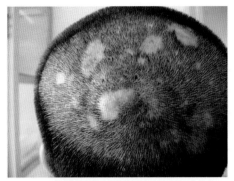

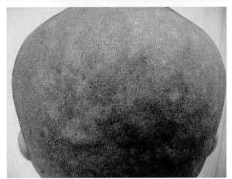

图4-15　ALA-PDT治疗前后对比

【治疗周期】

- 治疗后皮损未完全改善，可重复治疗；
- 治疗次数一般不超过6次；
- 治疗间隔时间，一般为1～2周。

【注意事项】

- 疼痛较明显，可个性化调整治疗参数；
- 副反应处理同痤疮ALA-PDT治疗。

（三）化脓性汗腺炎（hidradenitis suppurative）

- 发生于顶泌汗腺区域，如腋下、腹股沟和肛周；
- 一种难治性、慢性化脓性皮肤病；
- 表现为疼痛性、深在性、炎症性、复发性结节、脓肿和瘢痕；
- 青春期后发病，具有遗传易感性。

典型化脓性汗腺炎三阶段
- Ⅰ期：相同区域出现多个孤立炎性疖肿和非炎性结节；
- Ⅱ期：连接孤立皮损的条索状瘢痕和窦道形成；
- Ⅲ期：损害融合，反复溢脓、瘢痕和窦道形成。

传统治疗方法
- 药物治疗：包括抗生素局部和系统用药；糖皮质激素系统应用和皮损内注射；口服异维A酸等；
- 外科治疗：切除、排脓。

ALA-PDT治疗
- 具有潜在应用价值，急性阶段发挥治疗作用，慢性阶段产生远期效应；
- 控制和减轻炎症、降低复发；
- 改善症状，提高患者生活质量；
- 其他方法疗效不佳或不愿接受传统治疗者，可采用ALA-PDT治疗（图4-16）。

ALA-PDT治疗方案

主要 预处理	配制ALA		敷药 时间	照光剂量	
	ALA剂型	ALA浓度		能量密度	功率密度
清洁 梅花针	溶液/乳膏	10% ~ 20%	3 ~ 6h	60 ~ 150 J/cm²	60 ~ 100 mW/cm²

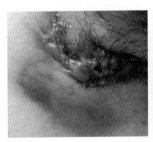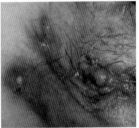

图4-16 ALA-PDT 3次治疗，局部脓肿和疼痛症状减轻

【治疗周期】

- 每1 ~ 2周治疗1次；
- 皮损症状有改善但未完全消退，可重复治疗；
- 治疗次数一般不超过6次。

【注意事项】

- 疼痛明显者，采用初次治疗短程敷药、不封包，后续治疗延长敷药时间以减轻疼痛发生；
- 其他副反应，处理同痤疮治疗。

四、其他疾病

（一）扁平苔藓（lichen planus，LP）

- 主要为紫红色多角形扁平丘疹和斑块，表面有Wickham纹；
- 有肥厚性、萎缩性、大疱性、色素性、光线性和毛囊性等类型；
- 可累及皮肤、毛囊、甲及粘膜，少数口腔粘膜LP可癌变。

传统治疗方法

- 外用药物治疗：强效糖皮质激素软膏、维A酸软膏或钙调神经酶抑制剂；
- 局部注射治疗：肥厚性损害采用糖皮质激素皮损内注射；
- 系统性治疗：应用维A酸类、糖皮质激素以及免疫抑制剂；
- 物理治疗：包括冷冻治疗、激光治疗、窄波紫外线治疗。

ALA-PDT治疗

- ALA-PDT治疗扁平苔藓安全有效（图4-17）；
- 特别适用于粘膜等特殊部位或皮损组织病理有异形性改变者；
- 传统治疗方法疗效不佳或不愿接受者，ALA-PDT也可作为替代疗法。

ALA-PDT治疗方案

主要预处理	配制ALA		敷药时间	照光剂量	
	ALA剂型	ALA浓度		能量密度	功率密度
清洁梅花针	溶液/乳膏	10%~20%	3~6h	100~200 J/cm^2	60~150 mW/cm^2

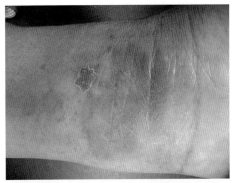

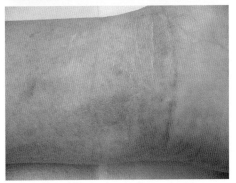

图4-17　ALA-PDT治疗扁平苔藓前后对比

【治疗周期】

- 每周治疗1次；
- 皮损改善但未完全消退，可重复治疗；
- 治疗次数一般不超过6次。

【注意事项】

- 局部处理：推荐梅花针；
- 疼痛：推荐局部麻醉。

（二）硬化性苔藓（lichen sclerosus）

- 早期为周围绕以红晕的扁平白色丘疹；
- 后期融合为界限清楚白色萎缩、硬化性斑块；
- 男女外生殖器部位可表现为闭塞性干燥性龟头炎、女阴干枯症；
- 部分病例可发生鳞状细胞癌。

传统治疗方法
- 内服药治疗：阿维A脂、维生素类、羟氯喹等；
- 外用药治疗：中药洗剂、外用皮质激素软膏或丙酸睾酮鱼肝油膏；
- 物理疗法：激光、冷冻、紫外线疗法；
- 手术治疗：内服药、外用药及物理治疗无效者，采用外阴切除术。

ALA-PDT治疗
- ALA-PDT治疗硬化性苔藓安全有效（图4-18）；
- 传统治疗方法疗效不佳或不愿接受者，ALA-PDT也可作为替代疗法。

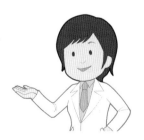

- 特别适用于粘膜等特殊部位或皮损组织病理有异形性改变者
- 具有预防皮肤感染和皮肤癌发生的潜在优势

ALA-PDT治疗方案

主要预处理	配制ALA		敷药时间	照光剂量	
	ALA剂型	ALA浓度		能量密度	功率密度
清洁梅花针	溶液/乳膏	10%～20%	3～6h	100～200 J/cm²	60～150 mW/cm²

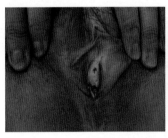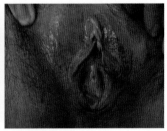

图4-18 ALA-PDT治疗硬化性苔藓前后对比

【治疗周期】

- 每周治疗1次;
- 皮损改善但未完全消退,可重复治疗;
- 治疗次数一般不超过6次。

【注意事项】

- 疼痛:局部麻醉、冷风、系统药物止痛;
- 随访:每3～6个月随访1次,复发率较高,复发后重复治疗效果仍较理想。

（三）皮肤光老化（skin photoaging）

- 不同于皮肤自然老化，症状更为严重；
- 在自然老化基础上，长期紫外线照射所造成的外源性皮肤衰老；
- 各种内外因素致皮肤新生胶原减少、降解增多，使得Ⅰ型、Ⅲ型胶原和结缔组织中结构蛋白减少；
- 表现为皮肤弹性丧失、皱纹粗深、色素沉着、毛细血管扩张（图4-19）；
- 皮肤光老化与皮肤癌的发生密切相关。

常用治疗方法
- 强脉冲光、非剥脱点阵和剥脱性点阵等物理疗法；
- 主要着眼于刺激新胶原生成，减少原有胶原降解，恢复皮肤的机械张力。

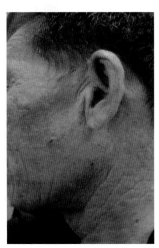

图4-19 皮肤光老化

表现为较深的皱纹、灰黄、斑状深色素沉着、老年斑和毛细血管扩张

ALA-PDT治疗

- 刺激表皮细胞再生，去除老化变性角质形成细胞，使皮肤变得平滑；

- 增加真皮内纤维母细胞活性，刺激新胶原的产生；新生胶原以紧缩胶原为支架形成新的提紧的结构，从而使松弛的皮肤皱褶拉紧（图4-20）；

- 通过刺激血管释放大量炎症介质，使巨噬细胞释放细胞因子从而产生炎症反应，在炎症反应作用下，皮肤的创伤修复机制会被启动，促进胶原新生，导致真皮重塑；

- 刺激成纤维细胞活性、增加Ⅰ型、Ⅲ型胶原合成；增强细胞间黏附，使细胞骨架成分发生重构；

- 组织学上逆转，预防和降低癌前期病变与皮肤癌的发生风险。

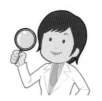

ALA-PDT治疗方案

主要	配制ALA		敷药	照光剂量	
预处理	ALA剂型	ALA浓度	时间	能量密度	功率密度
清洁	溶液/乳膏	5%～10%	1～2h	40～80 J/cm^2	60～100 mW/cm^2

ALA-PDT治疗光老化，也可选用强脉冲光作为光源

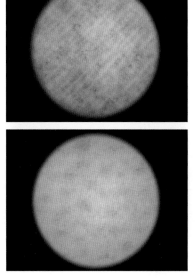

图4-20 ALA-PDT治疗光老化前后皮肤镜对比（6周后）

【治疗周期】

每2~4周治疗1次。

【注意事项】

- 敷药前，用洗面奶或洁面皂洁面；
- 照光前，用清水洗去未吸收ALA乳膏；
- 敷药全程注意避光；
- 选择参数时要考虑疗效和副反应之间平衡，避免出现明显副作用为原则；
- 治疗后注意皮肤保湿、防晒，减少不良反应、促进皮肤屏障修复。

五、光动力诊断

光动力诊断（photodynamic diagnosis, PDD）是利用光生物在物理退激过程所产生的荧光进行疾病诊断的一种无创性诊断。皮肤科以ALA作为光敏剂（前体）用于体表皮肤病诊断，称ALA光动力诊断（5-aminolevulinic acid photodynamic diagnosis，ALA-PDD）。

在皮肤科领域ALA-PDD主要用于HPV相关性疾病及皮肤肿瘤两大类疾病。

- 增生旺盛的细胞（如肿瘤细胞、病毒感染细胞、炎症细胞），病原体（如细菌、真菌）吸收大量ALA并转换成PpIX，而周边正常组织则较少吸收ALA，不会生成过量PpIX；
- 利用PpIX物理退激过程中所产生的砖红色荧光用于疾病的诊断；

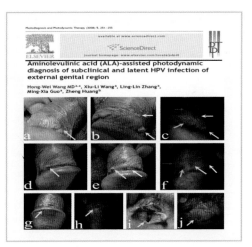

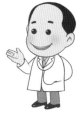

- 临床荧光诊断时，建议ALA敷药浓度不宜过大；

- PDD的ALA敷药浓度、时间要小于PDT，以防正常组织过多吸收使诊断背景不清，甚至出现假阳性而干扰检测和诊断；

- 由于粘膜部位非特异性地吸收ALA能力会更强，故粘膜及其邻近部位进行荧光诊断时，需进一步降低ALA敷药浓度和减少敷药时间，确保病变组织与正常组织拥有最大荧光强度对比；

- 在病灶部位局部外敷2%～3%ALA，1～3h；

- 当病灶部位富集大量PpIX后，给予400nm左右光激发，可采用伍德灯作为检测光源；

- 拍照时建议加用特制滤光片。

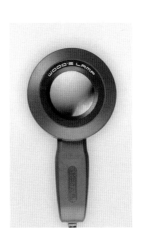

通过荧光诊断可识别HPV相关性疾病亚临床感染及潜伏感染。

光动力荧光诊断尖锐湿疣

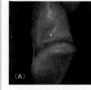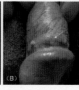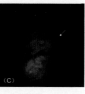

尖锐湿疣临床表现（A）、醋酸白试验（B）与荧光诊断（C）对比

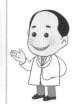

光动力荧光诊断鲍恩样丘疹病

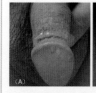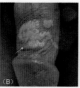

鲍恩样丘疹病临床表现（A）、醋酸白试验（B）与荧光诊断（C）对比

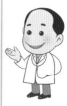

通过荧光诊断观测皮肤肿瘤范围，指导病理取材和外科手术。

光动力荧光诊断皮肤癌

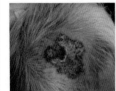
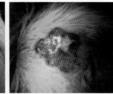

光动力荧光诊断基底细胞癌

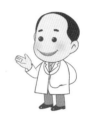

光动力荧光诊断皮肤癌

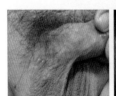
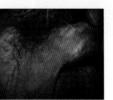

光动力荧光诊断乳房外Paget病

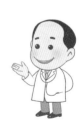

ALA-PDT中的PDD应用价值

- 依据荧光范围和强度，评判ALA-PDT治疗敷药浓度、敷药时间是否充足；
- 指导设置照光剂量，预判疗效及可能出现的疼痛程度；
- 通过ALA-PDT治疗前后PpⅨ荧光强度变化，评估病灶改善程度。

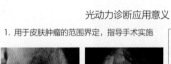

光动力诊断应用意义

1. 用于皮肤肿瘤的范围界定，指导手术实施

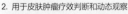

原位鳞癌损害　　皮损荧光图像

皮肤肿瘤诊断金标准：组织病理

手术切除最经典方法：Mohs显微

2. 用于皮肤肿瘤疗效判断和动态观察

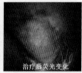

治疗前皮损荧光　　治疗后荧光变化

光动力诊断：荧光区域与组织病理有较好的一致性，为临床提供一种简单易行的无创的检查方法

ALA-PDD优势

- 一种无创性检查，可多部位、反复使用；
- 能清晰显示部分疾病的病灶特征和范围；
- 对病灶进行定位，指导临床进一步治疗；
- 对治疗阶段患者进行疗效判断和动态观察。

ALA-PDD不足

- 特异性较差，不能明确疾病性质；
- 操作技能和环境因素要求较高；
- 只能作为临床检查和诊断的一种辅助手段；
- 不能作为或替代病原体检查和组织病理学诊断；
- 黏膜部位和炎症明显部位容易出现假阳性结果。

第五章　问题答疑

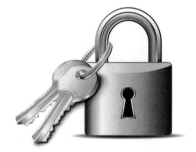

1. 相对于激光、冷冻，光动力治疗技术很新，是否成熟？

答：相对激光、冷冻而言，光动力治疗的确是一项新兴治疗方法，但由于其具有独特的作用机制和广阔的应用前景，备受临床医生推崇。自1990年Kennedy首次将ALA-PDT应用于皮肤科领域以来，该技术日益成熟与完善。我国皮肤科临床研究与应用也有20年历史，并得到飞跃式、创新性发展，不但用于治疗非黑素性皮肤癌，还涉及多种良性增生性、炎症性、皮肤附属器皮肤病等治疗。

2. 光动力治疗较激光、冷冻等疗法有哪些优势？

答：激光、冷冻属简单的物理治疗，主要通过直接破坏局部组织达到治疗疾病的目的。ALA-PDT针对性作用于病变组织、选择性杀伤肿瘤细胞或增生旺盛细胞，不破坏周围正常组织ALA-PDT；它不但用于皮肤恶性肿瘤的治疗，也用于许多良性增生性、炎症性皮肤病治疗；对一般情况差、年迈体弱、器官功能不全等不能耐受手术、化疗等传统治疗的患者，ALA-PDT可缓解症状、控制和稳定病情，提高患者生活质量，这是其他传统治疗方法所无法比拟的。

3. 临床工作中，我们如何选择光动力治疗？都适用于哪些患者？

答：ALA-PDT只是临床工作中众多治疗手段之一，既有一些传统治疗方法所无法比拟的优势，但也有其不足之处。临床工作中，需结合患者疾病情况、经济情况、患者对治疗认可情况以及医患的沟通情况等各种因素，综合考量后做出选择。目前，ALA-PDT被批准的适应证包括：尖锐湿疣（中国）、光线性角化病（北美、欧洲）；也适用于治疗鲍恩样丘疹病、寻常疣、跖疣、扁平疣、基底细胞癌、鲍恩病、增殖性红斑、Paget病、痤疮、头部脓肿性穿掘性毛囊周围炎、化脓性汗腺炎、扁平苔藓、硬化性苔藓、皮肤光老化等。

4. ALA-PDT是治疗尖锐湿疣的首选方法吗？

答：准确地讲，ALA-PDT是尿道尖锐湿疣的首选治疗方案，这是由于ALA-PDT治疗的安全性和有效性决定的。ALA-PDT也适用于其他部位尖锐湿疣治疗，但需考虑病变部位和疣体大小，并非所有患者都适合首选。

　　在临床治疗中可针对每一位患者的具体情况，如损害部位、皮损大小等个体差异，选择最适当的"个体化"治疗方法，甚至多种疗法的联合应用。如在尖锐湿疣治疗中采用ALA-PDT与CO_2激光联合治疗，对疣体较大，损害较少者可先行CO_2激光治疗，然后用ALA-PDT治疗；而对疣体较小、损害较多的复发患者可直接选用ALA-PDT治疗。ALA-PDT还可与局部免疫调节剂咪喹莫特等联合应用，以提高ALA-PDT临床疗效、降低复发率。

5. 为何说ALA-PDT治疗尖锐湿疣安全有效、复发率低？

　　答：临床上对尖锐湿疣治疗方法众多，有局部外用药物和CO_2激光、冷冻等物理治疗，以去除肉眼所见疣体为主，创伤性较大，复发率较高。高复发率与HPV引起亚临床感染及潜伏感染有关。研究证明尖锐湿疣患者皮损周围1cm范围所谓"正常皮肤"有HPV感染。传统疗法仅祛除肉眼所见的疣体，对周围HPV感染区域无治疗作用。ALA-PDT有效性在于它通过细胞坏死和凋亡两种途径选择性杀伤HPV感染细胞，同时激发局部细胞免疫作用达到治疗目的；其安全性体现在不会造成瘢痕和组织缺损；再做个形象的比喻，CO_2激光的局部烧灼、炭化疣体，犹如"点清除"疣体；而ALA覆盖疣体及周围皮肤，加之特定波长光斑覆盖疣体及周围皮肤，达到"面清除"疣体，对疣体周围可能存在的亚临床感染及潜伏感染也有预防和清除作用，所以复发率低。

6. 如何处理ALA-PDT治疗过程中尖锐湿疣患者副反应？

　　答：护理工作非常重要，治疗过程局部会出现针刺样疼痛，大约持续5～10分钟后会逐渐缓解，嘱患者不必过度紧张，更不要用手抓光纤，以免折断光纤、损伤皮肤或尿道，一般无须做特殊处理；对疼痛明显者，可局部外用"利多卡因喷雾剂"。治疗后1～3天内照光部位会伴有红肿、轻度糜烂以及尿道内血丝样分泌物、小便时灼热感和刺痛感，这些现象多在3～5天后自行缓解，属ALA-PDT正常反应。嘱患者多休息、多饮水、多排尿。对发生在外阴皮肤皱折、潮湿部位创面，术后保持局部创面清洁、干燥，预防发生感染。

7. 哪种类型的痤疮适合ALA-PDT治疗？怎么选择？

答：痤疮有多种皮损表现，如粉刺、炎性丘疹、脓疱、结节、囊肿等，而ALA-PDT对炎性和囊肿性损害疗效最好，粉刺效果最差。其中炎症越明显的损害吸收ALA并转化PpIX的效率也越高，因此推荐用于Ⅲ度和Ⅳ度痤疮，特别是囊肿型痤疮的治疗；其次是Ⅱ度痤疮的炎性皮疹，但考虑到治疗成本，不推荐ALA-PDT治疗作为Ⅱ度痤疮首选方案；不推荐用于粉刺性痤疮。

8. ALA-PDT作用较浅表，为何能治疗重度痤疮？

答：由于ALA渗透性和渗透深度的局限，一般认为ALA-PDT作用较为浅表；但ALA-PDT在治疗中重度痤疮时，ALA可以经皮肤表面和毛囊皮脂腺导管吸收。事实上，经皮渗透和经毛囊皮脂腺导管吸收完全是两条不同途径，物质经皮吸收至少需要1小时，而经毛囊皮脂腺导管吸收仅需5～15分钟。所以ALA可以进入深部毛囊皮脂腺结构，并被吸收和富集，再经光动力效应达到杀灭痤疮丙酸杆菌、抑制皮脂腺分泌和破坏皮脂腺结构，迅速清除严重损害，预防或减少瘢痕的形成。

9. 为何有些痤疮患者在接受ALA-PDT治疗后皮损反而加重？如何避免？

答：在ALA-PDT治疗痤疮期间，特别是中重度痤疮的初次治疗之后，有些患者会出现不同程度皮肤炎症加重、皮损增多，临床上将这种痤疮治疗阶段所造成痤疮样皮疹的出现和炎症加剧称为反应性痤疮。这种现象多发生于ALA-PDT治疗重症痤疮患者，这可能与重症痤疮患者皮脂腺更易富集PpIX，ALA-PDT直接杀灭毛囊皮脂腺中痤疮丙酸杆菌、破坏皮脂腺所引起局部急性炎症的爆发。

在治疗中重度痤疮时，推荐"首次短时间、低能量、逐渐递增"的治疗原则，以减轻反应性痤疮发生的严重程度。即首次敷药时间1.5小时，能量密度36～50J/cm²，根据治疗效果及副反应情况，调整以后的治疗参数。一般来说，敷药时间和能量密度逐渐递增，敷药时间最长不超过3小时，能量密度不高于100J/cm²。

10. 国外为何将ALA-PDT列为治疗光线性角化病首选方法?

答:光线性角化病是一种好发于暴露部位的癌前病变,未经治疗和干预的光线性角化病存在发展为皮肤鳞状细胞癌的风险。在国外占皮肤科门诊量的14%,是第三大常见皮肤病;传统的激光、冷冻和手术都具有创伤性大、头面暴露部位实施受限;治疗后易复发、复发后再次治疗困难。ALA-PDT具有选择性杀伤肿瘤细胞及增生旺盛细胞,且有良好安全性、可重复使用以及美容效果,非常适合用于光线性角化病的治疗,故作为治疗首选方案。

11. 既然ALA-PDT能治疗皮肤癌,为何不提及皮肤鳞状细胞癌?

答:皮肤鳞状细胞癌发生、发展与长期日光紫外线照射所致DNA损伤和修复功能紊乱有关。ALA-PDT作为治疗癌前病变光线性角化病首选方法,在治疗皮肤原位鳞癌的鲍恩病中也疗效显著。但由于ALA-PDT治疗深度有限,临床上较少涉及治疗侵袭性的鳞状细胞癌,仅限于治疗早期、浅表的小瘤体。为攻克临床治疗鳞状细胞癌难题,研究者们在不懈地努力探索,如新型纳米粒装载光敏剂运输系统的研发,以利于ALA在肿瘤组织中的渗透、分布和靶向治疗。相信不久的将来,ALA-PDT在治疗皮肤鳞状细胞癌方面一定有所突破。

12. 临床应用ALA-PDT,每次治疗间隔时间多长?治疗几次?

答:一般每次治疗间隔时间大约1~2周或上次治疗创面基本愈合。对大多数疾病都推荐ALA-PDT治疗的次数上限,之所以推荐上限不是因为光动力治疗次数的增多会有不良反应的累积,而是为了保障患者得到最有效、及时的治疗。所以在一定次数的ALA-PDT治疗无效后,应改用其他治疗方法。如尖锐湿疣治疗3次后,病灶消退<50%,建议改用其他方法;鲍恩样丘疹病、寻常疣、跖疣等治疗4次后,病灶消退<50%,建议改用其他方法;扁平疣、光线性角化病、基底细胞癌、鲍恩病、增殖性红斑、Paget病治疗次数不宜超过6次;痤疮治疗次数一般不超过4次;头部脓肿性穿掘性毛囊周围炎、化脓性汗腺炎、扁平苔藓、硬化性苔藓治疗次数一般不超过6次。

13. ALA-PDT如何与其他治疗方法联合，怎么联合？

答：ALA-PDT作为一种新兴治疗手段，有其优势和不足，在临床应用时需扬长避短或与其他治疗方法联合应用。如对浅表、多发性、易复发的小损害可考虑单用ALA-PDT或ALA-PDT治疗后再结合外用药物以巩固疗效；如损害表面角化明显可考虑先采用去除角化手段，再使用ALA-PDT治疗；如损害较大、增生肥厚，可考虑先用激光或冷冻去除大部分损害，再结合ALA-PDT；ALA-PDT也可以和手术联合应用治疗皮肤肿瘤，现使用ALA-PDT治疗可有效缩小和局限大面积肿瘤损害，使手术范围缩小，减小创面，避免导致大创伤而难愈合及外形毁损。也可以先手术切除肿瘤，之后再实施ALA-PDT杀灭可能残留肿瘤细胞、巩固手术疗效。

14. 现今皮肤美容如火如荼，ALA-PDT在光老化应用前景如何？

答：现今应用于皮肤美容的技术多仅限于单纯嫩肤和延迟皮肤衰老。而ALA-PDT可结合不同光源治疗光老化，不仅改善肤质和容颜，也可使组织学上发生逆转，预防和降低皮肤癌前期病变与皮肤癌的发生风险。尽管ALA-PDT在皮肤美容领域应用还不够普及，相信随着大量基础研究和临床应用的开展，ALA-PDT作为一种非创伤性嫩肤的新技术，将在光老化治疗领域占据重要一席。

15. 有些患者在ALA-PDT治疗过程中疼痛难忍？应如何避免和处理？

答：疼痛是ALA-PDT治疗过程中患者最为常见的主观感受，也是限制ALA-PDT实施因素之一。如果患者主诉疼痛明显，首先应一边安抚患者，一边暂停照光，嘱其放松。同时准备电风扇或冷喷雾、冷风机等，然后一边降温一边重新开始照光；若患者仍诉疼痛难忍，可考虑适当延长照光距离，以降低照光功率密度，但要尽量延长照光时间，以保证能量密度；有条件的单位可行神经阻滞麻醉，对局限性病灶可行局部浸润麻醉，待药物起效后再继续照光。疼痛明显者也可考虑在照光前45分钟口服镇痛药曲马多片或采用两步法照光（即通过低功率密度漂白约90% PpIX，再采用高功率密度完成剩余所需光剂量，使高功率密度和高浓度PpIX错开）。极少数患者对上述镇痛方法效果不佳，但又必须采用ALA-PDT治疗者，可考虑采用全身麻醉镇痛。

一、ALA-PDT治疗尖锐湿疣知情同意书

光动力皮肤科实战口袋书

ALA-PDT治疗尖锐湿疣知情同意书

患者姓名		性别		年龄		住院号/门诊号	

疾病介绍和治疗建议

医生已告知我患有＿＿＿＿＿＿＿＿＿＿＿，需要进行ALA-PDT治疗。

预期效果： □1. 治愈　□2. 改善

禁忌证： 怀孕期妇女、对光敏感、对卟啉类药物过敏＿＿＿＿＿＿＿＿＿＿＿＿＿。

替代治疗方案： ＿＿＿＿＿＿＿＿＿＿＿＿＿＿＿＿＿＿＿＿＿＿＿。

潜在风险

医生已告知我ALA-PDT治疗尖锐湿疣可能发生的一些风险，有些不常见的风险可能没有在此列出，如果我有特殊的问题可与我的医生讨论。

1. 治疗可能带来不同程度的疼痛，因此我可能会被给予局部浸润麻醉或表面麻醉，我理解任何麻醉都存在风险。

2. 我理解任何所用药物都可能产生副作用，包括轻度恶心、皮疹等症状，以及严重的过敏性休克，甚至危及生命。

3. 我理解治疗可能发生的风险及局限性：若皮损在尿道，我可能会在治疗后数日内排尿时有灼痛感，尿液中可能有血丝；若皮损在外生殖器，治疗后治疗局部可能出现红斑、糜烂；若皮损在肛门或肛管，我可能会出现坠胀感，大便时有血丝，原有痔疮可能加重。

注意事项

1. 治疗期间忌酒及辛辣食物，注意休息。

2. 治疗后1周复诊，若发生医生没有告知的特殊情况及时就诊。

3. 每7～10天治疗1次，间隔时间过长不利于疗效。

4. 如果不遵以上医嘱，可能影响治疗效果。

特殊风险或主要高危因素

我理解根据我个人的病情，我可能出现以下特殊并发症或风险：

_____

一旦发生上述风险和意外，医生会采取积极应对措施。

患者知情选择

☐ 我的医生已经告知我将要进行的治疗方式、治疗及治疗后可能发生的并
发症和风险、可能存在的其他治疗方法，并且解答了我关于治疗的相关
问题。

☐ 我同意在治疗中医生可以根据我的病情对预定的治疗方式做调整。

☐ 我同意进行此项治疗，并遵医嘱完成必要的疗程。

☐ 我并未得到治疗百分之百成功的许诺。

☐ 我授权医师对治疗涉及的病变组织、器官或标本进行处置，包括病理学
检查、细胞学检查和医疗废物处理等。

☐ 我对医院治疗前后的照相表示理解和接受，并且同意医院将照片用于学
术交流、发表论文和科研教学。

**我已理解知晓上述全部告知内容，经慎重考虑同意进行该治疗并愿意承担
由此产生的全部合理的治疗风险和费用。**

患者签名_____ 签名日期_____年_____月_____日

如果患者无法签署知情同意书，请其授权的亲属在此签名：

患者授权亲属签名_____ 与患者关系_____ 签名日期____年____月____日

医生陈述

我已经告知患者将要进行的治疗方式、治疗及治疗后可能发生的并发症和
风险、可能存在的其他治疗方法，并且解答了患者关于治疗的相关问题。

医生签名_____ 签名日期_____年_____月_____日

此知情同意书一式两份，医患双方各执一份。

二、ALA-PDT治疗痤疮知情同意书

ALA-PDT治疗痤疮知情同意书

患者姓名		性别		年龄		住院号/门诊号	

疾病介绍和治疗建议

医生已告知我患有＿＿＿＿＿＿，需要进行ALA-PDT治疗。

预期效果: □1. 治愈　□2. 改善

禁忌证: 怀孕期妇女、对光敏感、对卟啉类药物过敏＿＿＿＿＿＿＿＿＿。

替代治疗方案: ＿＿＿＿＿＿＿＿＿＿＿＿＿＿＿＿＿＿＿。

潜在风险

医生已告知我ALA-PDT治疗痤疮可能发生的一些风险，有些不常见的风险可能没有在此列出，如果我有特殊的问题可与我的医生讨论。

1. 治疗可能带来不同程度的疼痛，因此我可能会被给予局部浸润麻醉或表面麻醉，我理解任何麻醉都存在风险。

2. 我理解任何所用药物都可能产生副作用，包括轻度恶心、皮疹等症状，以及严重的过敏性休克，甚至危及生命。

3. 我理解此治疗可能发生的风险及局限性：治疗后局部出现水肿性红斑、脓疱、脱屑、结痂等反应；程度和持续时间主要与皮疹严重程度相关，并因此可能需要3～5天的停工期。痤疮引起的色素沉着可能短期加重。

注意事项

1. 为了防止光敏反应，治疗后24小时内患者避免阳光照射。

2. 治疗后第2天复诊，必要的治疗后干预有助于减轻光动力反应。

3. 治疗后红斑、脱屑可能持续1～2周，必要的防晒和保湿有助于减轻不适。

4. 每1～2周治疗1次，一般连续治疗3～4次。

5. 如果不遵以上医嘱，可能影响治疗效果。

特殊风险或主要高危因素

我理解根据我个人的病情，我可能出现以下特殊并发症或风险：

_____

一旦发生上述风险和意外，医生会采取积极应对措施。

患者知情选择

☐ 我的医生已经告知我将要进行的治疗方式、治疗及治疗后可能发生的并
  发症和风险、可能存在的其他治疗方法，并且解答了我关于治疗的相关
  问题。

☐ 我同意在治疗中医生可以根据我的病情对预定的治疗方式做调整。

☐ 我同意进行此项治疗，并遵医嘱完成必要的疗程。

☐ 我并未得到治疗百分之百成功的许诺。

☐ 我授权医师对治疗涉及的病变组织、器官或标本进行处置，包括病理学
  检查、细胞学检查和医疗废物处理等。

☐ 我对医院治疗前后的照相表示理解和接受，并且同意医院将照片用于学
  术交流、发表论文和科研教学。

我已理解知晓上述全部告知内容，经慎重考虑同意进行治疗并愿意承担由
此产生的全部合理的治疗风险和费用。

_____

患者签名_____ **签名日期**_____年_____月_____日

如果患者无法签署知情同意书，请其授权的亲属在此签名：

患者授权亲属签名_____ **与患者关系**_____ **签名日期**_____年_____月_____日

医生陈述

我已经告知患者将要进行的治疗方式、治疗及治疗后可能发生的并发症和
风险、可能存在的其他治疗方法，并且解答了患者关于治疗的相关问题。

医生签名_____ **签名日期**_____年_____月_____日

此知情同意书一式两份，医患双方各执一份。

ALA-PDT治疗宫颈疾病知情同意书

患者姓名		性别		年龄		住院号/门诊号	

疾病介绍和治疗建议

医生已告知我患有＿＿＿＿＿＿＿＿＿，需要进行ALA-PDT治疗。

预期效果： □1. 治愈　□2. 改善

禁忌证： 怀孕期女性、对光敏感、对卟啉类药物过敏。＿＿＿＿＿＿＿＿＿。

替代治疗方案： ＿＿＿＿＿＿＿＿＿＿＿＿＿＿＿＿＿＿＿＿＿＿。

潜在风险

医生已告知我ALA-PDT治疗宫颈疾病可能发生的一些风险，有些不常见的风险可能没有在此列出，如果我有特殊的问题可与我的医生讨论。

1. 治疗可能带来不同程度的疼痛，因此我可能会被给予局部浸润麻醉或表面麻醉，我理解任何麻醉都存在风险。

2. 我理解任何所用药物都可能产生副作用，包括轻度恶心、皮疹等症状，以及严重的过敏性休克，甚至危及生命。

3. 我理解此治疗可能发生的风险及局限性：小腹坠胀感；分泌物增多，少量血丝，或有异味；外阴瘙痒等；因病人的个体差异性及疾病发展等不确定因素而导致疗效不佳。

注意事项

1. 治疗期间忌酒及辛辣食物，注意休息。

2. 治疗期间避免性生活。

3. 治疗后1周复诊，若发生医生没有告知的特殊情况及时就诊。

4. 如果不遵以上医嘱，可能影响治疗效果。

特殊风险或主要高危因素

我理解根据我个人的病情，我可能出现以下特殊并发症或风险：

＿＿＿＿＿＿＿＿＿＿＿＿＿＿＿＿＿＿＿＿＿＿＿＿＿＿＿＿＿＿＿＿＿＿＿＿＿

一旦发生上述风险和意外，医生会采取积极应对措施。

患者知情选择

☐ 我的医生已经告知我将要进行的治疗方式、此次治疗及治疗后可能发生的并发症和风险、可能存在的其他治疗方法，并且解答了我关于此次治疗的相关问题。

☐ 我同意在治疗中医生可以根据我的病情对预定的治疗方式做调整。

☐ 我同意进行此项治疗，并完成必要的疗程。

☐ 我并未得到治疗百分之百成功的许诺。

☐ 我授权医师对治疗涉及的病变组织、器官或标本进行处置，包括病理学检查、细胞学检查和医疗废物处理等。

☐ 我对医院治疗前后的照相表示理解和接受，并且同意医院将照片用于学术交流、发表论文和科研教学。

我已理解知晓上述全部告知内容，经慎重考虑同意进行本次治疗，并愿意承担由此产生的全部合理的治疗风险和费用。

患者签名＿＿＿＿＿＿＿＿＿＿＿＿＿＿＿　　签名日期＿＿＿＿年＿＿＿＿月＿＿＿＿日

如果患者无法签署知情同意书，请其授权的亲属在此签名：

患者授权亲属签名＿＿＿＿　与患者关系＿＿＿＿　签名日期＿＿＿年＿＿＿月＿＿＿日

医生陈述

我已经告知患者将要进行的治疗方式、此次治疗及治疗后可能发生的并发症和风险、可能存在的其他治疗方法，并且解答了患者关于此次治疗的相关问题。

医生签名＿＿＿＿＿＿＿＿＿＿＿＿＿＿＿　　签名日期＿＿＿＿年＿＿＿＿月＿＿＿＿日

此知情同意书一式两份，医患双方各执一份。

ALA-PDT治疗皮肤肿瘤和癌前病变知情同意书

患者姓名		性别		年龄		住院号/门诊号	

疾病介绍和治疗建议

医生已告知我患有＿＿＿＿＿＿＿＿，需要进行ALA-PDT治疗。

预期效果： □1. 治愈　□2. 改善

禁忌证： 怀孕期女性、对光敏感、对卟啉类药物过敏＿＿＿＿＿＿＿＿＿＿。

替代治疗方案： ＿＿＿＿＿＿＿＿＿＿＿＿＿＿＿＿＿＿＿。

潜在风险和局限性

医生已告知我ALA-PDT治疗皮肤肿瘤和癌前病变可能发生的一些风险，有些不常见的风险可能没有在此列出，如果我有特殊的问题可与我的医生讨论。

1. 治疗可能带来不同程度的疼痛，因此我可能会被给予局部浸润麻醉或/和表面麻醉或/和口服止痛药，我理解任何麻醉都存在风险。

2. 我理解任何所用药物都可能产生副作用，包括轻度恶心、皮疹等症状，以及严重的过敏性休克，甚至危及生命。

3. 我理解治疗过程中及治疗后可能灼热感、疼痛、瘙痒等不适，特别是疼痛可能会持续数日，程度因人而异。

4. 我理解治疗后局部可能出现糜烂、渗出、脱屑、结痂等常见反应。

5. 我理解对于病变皮损较厚或面积较大者，治疗效果可能不佳，需要更多次的治疗，可能需要更换治疗方案。

6. 我理解活检对于诊断的局限性，只能反映所取标本的性质；在疾病发展的过程中，肿瘤可能进一步发展。

7. 我理解对于皮肤肿瘤或癌前病变，为了完全清除病灶，手术切除仍是首选治疗方法。ALA-PDT并不是完全清除病灶的首选方法。

注意事项

1. 对于病变在暴露部位的患者，治疗后24小时内适当避光。

2. 光动力疗法需多次重复治疗，每次间隔1～2周，以获得理想的疗效。

3. 治疗后若有结痂，让其自然脱落，忌自行剥脱，以免留下瘢痕、加重色素沉着。

4. 我理解医患之间的良好沟通非常重要，如果不遵医嘱，可能影响治疗效果甚至治疗失败。

特殊风险或主要高危因素

我理解根据我个人的病情，我可能出现以下特殊并发症或风险：

_____

一旦发生上述风险和意外，医生会采取积极应对措施。

患者知情选择

☐ 我的医生已经告知我将要进行的治疗方式、治疗及治疗后可能发生的风险、该病其他可能的治疗方法，并且解答了我关于治疗的相关问题。

☐ 我愿意接受保守治疗相应的风险。

☐ 我同意在治疗中医生根据我的病情对预定的治疗方式做调整。

☐ 我理解我所患疾病的复杂性，可能需要联合其他方法综合治疗，比如手术等。

☐ 我理解光动力可协同手术提高疗效，对某些肿瘤，先进行外科切除，再施以光动力治疗，可进一步消灭残留的癌细胞，减少复发机会，提高手术的彻底性；对另一些肿瘤，可先做光动力治疗，使肿瘤缩小后再切除，扩大手术的适应证，提高手术的成功率。

☐ 我理解肿瘤组织的特殊性和危害性，在治疗期间我可能需要配合医生进行进一步相关检查。

☐ 我并未得到百分之百成功的许诺。

☐ 我对医生治疗前后的照相表示理解和接受，并且同意医院将照片用于学术交流、发表论文和科研教学。

☐ 我授权医生对手术切除的病变器官、组织或标本进行处置，包括病理学检查、细胞学检查和医疗废物处理等。

我已理解知晓上述全部告知内容，经慎重考虑同意进行该治疗并愿意承担由此产生的全部合理的治疗风险和费用。

患者签名＿＿＿＿＿＿＿＿＿＿＿＿＿＿＿＿＿ 签名日期＿＿＿＿年＿＿＿＿月＿＿＿＿日

如果患者无法签署知情同意书，请其授权的亲属在此签名：

患者授权亲属签名＿＿＿＿ 与患者关系＿＿＿＿ 签名日期＿＿＿年＿＿＿月＿＿＿日

医生陈述

我已经告知患者将要进行的治疗方式、治疗及治疗后可能发生的并发症和风险、可能存在的其他治疗方法，并且解答了患者关于治疗的相关问题。

医生签名＿＿＿＿＿＿＿＿＿＿＿＿＿＿＿＿＿ 签名日期＿＿＿＿年＿＿＿＿月＿＿＿＿日

此知情同意书一式两份，医患双方各执一份。